甘肃中医名家临床辨证实录

中医外科卷

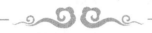

总主编　李盛华　赵继荣

主　编　杨维建

上海科学技术出版社

内 容 提 要

本书是甘肃省名中医治疗中医外科疾病临证经验的精粹之作,收集内容均取材于名中医亲自撰写或其传承弟子总结整理的学术论文等文献,系统、全面地介绍了甘肃省名中医在治疗内科疾病方面的临证思维方法和遣方用药特点,体现了他们独特的学术思想和临证特色。该书内容丰富,资料翔实,具有较高的学术参考价值和临床指导意义,可供广大中医临床医师、科研人员、中医院校师生及中医爱好者参考阅读。

图书在版编目（ＣＩＰ）数据

甘肃中医名家临床辨证实录. 中医外科卷 / 李盛华,
赵继荣总主编 ; 杨维建主编. -- 上海 : 上海科学技术
出版社, 2020.12
　　ISBN 978-7-5478-4977-4

　　Ⅰ. ①甘… Ⅱ. ①李… ②赵… ③杨… Ⅲ. ①中医外
科学－中医临床－经验－中国－现代 Ⅳ. ①R249.7

中国版本图书馆CIP数据核字(2020)第109225号

甘肃中医名家临床辨证实录·中医外科卷
总主编　李盛华　赵继荣
主　编　杨维建

上海世纪出版(集团)有限公司
上海 科 学 技 术 出 版 社　出版、发行
(上海钦州南路 71 号　邮政编码 200235　www.sstp.cn)
当纳利(上海)信息技术有限公司印刷
开本 787×1092　1/16　印张 14.75
字数 175 千字
2020 年 12 月第 1 版　2020 年 12 月第 1 次印刷
ISBN 978 - 7 - 5478 - 4977 - 4/R·2118
定价: 39.00 元

丛书编委会名单

学术顾问（按姓氏笔画排序）

王自立　王振华　甘培尚　刘伯荣　刘维忠

米登海　苏亚平　杨陇军　张　强　郭　峰

郭玉芬

丛书主编　李盛华　赵继荣

执行主编　潘　文　袁仁智

秘　　书　吕有强　唐　鹏

编委会名单

主　编　杨维建

副主编　左　进　王思农

编　委（按姓氏笔画排序）

王锐锋　牛凡红　旦孝三　刘　婧　齐亚娟

孙定平　李　立　杨家蕊　吴世铖　何鑫瑜

张　娟　张青叶　范　旭　赵党生　郭斐斐

姬　强

丛书前言

甘肃地处黄河上游,地形狭长,如一柄如意镶嵌于祖国版图之中,季风区与非季风区分界线横穿而过,是我国唯一包含东部季风区,西北干旱、半干旱地区和青藏地区三大自然区的省份。复杂多变的地理及气候特点,在孕育了中华民族始祖的同时,也为这片大地培育了丰富的中药材,成为全国四大药材主产区和集散地之一。

甘肃中医药文化源远流长,远古时期,伏羲创八卦、制九针,开启了中医学之先河;岐伯传授黄帝医术,著成中医奠基之作《黄帝内经》;皇甫谧编纂《针灸甲乙经》,被誉为"针灸鼻祖"。从西汉至隋唐的近千年之间,很多外来药物通过享誉世界的丝绸之路从甘肃传播到全国各地,丰富了中药宝库,促进了中医药学的发展。

"栽下梧桐树,引得金凤来",优质的中药材资源、深厚的中医沃土必然承载着仁医国术。千年以来,甘肃名医辈出。2011 年,甘肃启动古代、近代、现代已故十大名中医考证评审工作,评选出了 30 位有学术影响力的名中医。

2004 年,甘肃开展了"甘肃省名中医"评选活动,遴选出了一批具有 30 年以上的临床诊疗经验,在治疗某一领域疾病疗效显著,在中医药学术方面有独到见解,在中医药界和当地群众中享有较高声誉的中医师,由甘肃省人民政府授予"甘肃省名中医"荣誉称号。其中有国医大师、内经大家周信有;有全国名中医、脾胃病专家王自立;有首创"病位病性辨证"方法体系的中医肾病专家刘宝厚；有提出"三因两辨一对症"思想的儿科专家张士卿；有继承家学，发扬光大，提出"针刺治病八法"的"西北针王"郑魁山；有将中医预防思想与气功相结合，创立"真气运行法"的李少波；有较早将中西医结合思想应用于白血病治疗，提出"西医诊断，中医辨证，中药为主，西药为辅"方针的裴正学等杰出代表。

截至2019年，甘肃省共评选出199名"甘肃省名中医"，成为甘肃中医的"品牌"。他们之中很多人在长期的临床实践中，结合地域特点，继承创新，形成了独具甘肃特色的学术思想。如创始于平乐正骨的独具西北特色的"陇中正骨学术流派"；如将千年之前的武威汉代医简方推陈出新，形成惠及今人的"汉简医学"；再如深入挖掘敦煌藏经洞医方，加以临床实践，形成敦煌显学中的重要分支——敦煌医学。因此，继承发扬甘肃名老中医的学术思想，成为我们义不容辞的责任。

医案是医生治疗疾病时辨证、立法、处方用药的连续记录，历来为人们所重视。著名的国学大师章太炎说："中医之成绩，医案最著。欲求前人之经验心得，医案最有线索可寻。循此专研，事半功倍。"著名医案如《名医类案》《临证指南医案》《古今医案按》等书，不仅反映了所辑医家的精湛医术及临证经验，而且还成为后世研究医家学术思想的宝贵资料。因为名老中医的医案，是承载学术思想传承、指导中医临床实践、创新理法方药的鲜活教材，起着发展中医临证思维、提高诊疗技术、促进学术交流、弘扬职业道德等作用，是学习中医、传承中医的必由之路。

有鉴于此，我们搜集整理了150余位甘肃省名中医的数百份医案，均取材于医家亲自撰写或其传承者总结整理的著作论文等可靠资料。这些医案，是甘肃中医名家在治疗内、外、妇、儿等各科病症方面的临床辨证方法及处方用药特色之体现，是他们独特的学术思想和丰富的临证经验之反映。

医案分为病症概述、医案精解两部分，其中疾病病症概述分为疾病病因病机概述和证型概括，均以《中医病证诊断疗效标准》为标准。医案精解分为医案论述和按语，按语为医家对疾病认识、证型分析、辨证思路、配伍特点的论述,所有医案均由学术传承人整理,再三订正,并由各科专家审核,力求最大限度地还原医家学术思想。

编者希望本套丛书的出版,能让广大医务工作者了解源远流长的甘肃中医药文化;体味甘肃医家"普救含灵、审谛覃思"的大医精神;学习名家们独特的辨证处方及用药思想,提高临床诊疗水平;探索基于自身的中医药学术继承发扬的新思路、新观点;启发中医药科研工作者深入挖掘中医名家学术思想,让中医学根深叶茂,日新月异。

编　者

2020 年 5 月

目　录

第一章 疮疡疾病

第一节 丹 毒

一、概述

丹毒发病时皮肤突然发红，如染丹脂，伴有恶寒发热，而且又为火毒所诱发，故名为丹毒。中医学有关丹毒的记载，首先见于《素问·至真要大论篇》："少阳司天，客胜则丹胗外发，及为丹熛疮疡。"丹熛即是丹毒。《诸病源候论·丹毒病源候》把丹毒分为13种之多，虽然不一定都是指现在的丹毒，但是却对丹毒做出了专门的论述。在古文献中，本病有很多不同的名称。发生于头面部者称为抱头火丹，发于躯干者称为内发丹毒，发于腿者称为游风、流火，新生儿丹毒称为赤游丹。现代医学认为本病是由于溶血链球菌（丹毒链球菌）侵入皮肤或黏膜内的网状淋巴管所引起的急性感染。现代医学亦称为"丹毒"或"网状淋巴管炎"。现在临床上较常见的丹毒有两种：一种发于头面部的，如由鼻部破损引起的，先发于鼻额部，次肿于目，而使两目肿胀不能开视；如由耳部破损引起者，先肿于耳之上下前后，次肿于头角；如由头皮破损引起者，先肿于头额，次肿及脑后。一种发生于腿胫部的，多由趾间皮肤破损引起。先肿于小腿，亦可延及大腿，痊愈后容易复发，常常因为反复发作，形成象皮肿。另外，新生儿丹毒往往游走不定，但多见于臀部，多有皮肤坏死，伴有高热、烦躁、呕吐等严重的全身症状，甚至发生生命危险。

二、辨证分型

中医根据病因病机和临床特点进行辨证论治,可以分为以下几种证型。

(一)风热毒蕴证

皮肤焮红灼热,肿胀疼痛,甚至发生水疱,眼胞肿胀难睁,伴恶寒发热,头痛,舌红,苔薄黄,脉浮数。治以疏风清热解毒。常用普济消毒饮加减。

(二)湿热毒蕴证

局部红赤肿胀、灼热疼痛,或见水疱、紫斑,甚至结毒化脓或皮肤坏死;可伴轻度发热,胃纳不香;舌红,苔黄腻,脉滑数。反复发作,可形成象皮腿。治以清热利湿解毒。常用五神汤合萆薢渗湿汤加减。

(三)胎火蕴毒证

多见于臀部,局部红肿灼热,常呈游走性;或伴壮热烦躁,甚则神昏谵语、恶心呕吐。治以凉血清热解毒。常用犀角地黄汤合黄连解毒汤加减。

三、医案精解

案1 （李树君医案）

冯某,男,31岁。

初诊(2001年5月24日)

主诉:颜面部红肿、灼热疼痛半日。

现病史:患者于今日上午无明显诱因骤然鼻、脸部红肿灼痛,尤以左半侧脸部为著,伴有头痛、全身不适、低热、喉痛、四肢关节酸楚等症状,精神差,大便秘结,胃纳欠佳。检查:左侧颜面、鼻部皮肤红肿热痛,界限清晰,如掌心大小,局部触之疼痛。体温38℃,血常规示:白细胞计数14.6×10⁹/L,中性粒细胞百分比86％,淋巴细胞百分比14％,脉滑带数,舌质红,苔薄白。

中医诊断:抱头火丹。西医诊断:颜面部丹毒。

证属:风热外受,化火化毒。治宜:清热解毒,疏风散邪。处方:普济消毒饮加减。

黄连 10 g，黄芩 10 g，牛蒡子 10 g，板蓝根 30 g，赤芍 10 g，连翘 10 g，僵蚕 10 g，生甘草 5 g，陈皮 10 g，桔梗 10 g，薄荷 5 g。

3 剂。水煎服。外用三黄膏、止痛膏混匀敷于患处，每日 1 次。

二诊（2001 年 5 月 27 日）

服前方 3 剂后，红肿大部已消退，局部略有木感，大便秘结，舌苔薄黄。

前方改用板蓝根 15 g，加滑石 10 g、天花粉 10 g，服 4 剂而愈。

【按】　丹毒是发于颜面的丹毒，中医称抱头火丹，为风温化为火毒，治疗着重清热败毒，方用普济消毒饮加减治之。其中以板蓝根为主药，可用至 15～30 g，升麻、柴胡可不用。可加丹皮、赤芍等凉血；咽痛者加玄参、桔梗；大便秘结者加大黄、芒硝通腑泻热，乃釜底抽薪之法；火毒炽盛红肿未能控制则需大剂清瘟败毒饮加减治之。如毒走营血（败血症）则宜犀角地黄汤、清营汤之类。李树君认为：血分有伏火是丹毒发作的内因，而火毒温热为其外因，多由于皮肤黏膜破损，邪毒乘隙侵入而诱发。慢性丹毒发病主要是因为湿热之毒蕴于肌肤，缠绵难愈，致使下肢肿硬，其治疗经验是在急性发作控制后，适当加用活血透托的药物，如当归、乳香、没药之类，并常服二妙散。他认为苍术健脾燥湿，对于增强患者抗病能力，防止病情复发有一定的效果。如有反复发作 10 年的患者，服二妙散 3 个月后，即未复发。

案 2　（赵党生医案）

马某，男，69 岁。

初诊（2018 年 9 月 28 日）

主诉：右小腿红肿热痛 3 日。

患者诉 3 日前无明显诱因出现右小腿伸侧红肿热痛，行走时疼痛加剧，伴恶寒发热，头重恶心，周身酸楚疼痛。实验室检查：白细胞计数 12.5×10^9，中性粒细胞百分比 78%，淋巴细胞百分比 22%。现诊见：右小腿伸侧有一片 6 cm×8 cm 大的红斑，压之皮肤褪色，放手后立即恢复，局部皮温升高,触痛明显。体温 38.7℃。胃纳不香,夜寐欠佳,小便黄,大便可,舌质红,苔黄腻,脉滑数。

中医诊断:流火。西医诊断:右小腿丹毒。

证属:湿热毒蕴。治宜:清热利湿解毒。处方:

萆薢 30 g,金银花 30 g,紫花地丁 15 g,黄柏 15 g,土茯苓 15 g,车前子 15 g,薏苡仁 30 g,牛膝 12 g,丹皮 15 g,防己 12 g,甘草 6 g。

水煎,分早、中、晚 3 次服用。

其次结合砭镰法:常规消毒,然后用三棱针直刺患处皮肤,迅速移动击刺,以患部微微出血或排出黏液、黄水为度。最后将金黄散和菊花汁(银花露)调制成糊剂敷贴整个病变部位,每日 1 次。

二诊

服上药 3 剂后,右小腿红肿热痛明显减轻,红斑颜色较前明显变淡,体温正常,无寒热不适,夜寐安,二便调,舌淡红,苔薄黄,脉平。

此时湿热症状已大为减轻,于前方基础上少佐益气养阴之品,调理 4 日后痊愈。

【按】 本患者为湿热火毒之邪乘隙侵入,蕴阻经络,局部气血凝滞所致的下肢丹毒。内治法以消法为先辨证施治,正如《疡科纲要》说:"治疡之要,未成者必求其消,治之于早,虽有大证,而可以消散于无形。"因此以五神汤合萆薢渗湿汤加减,治以清热利湿,活血解毒。外治法是治疗疮疡的特色疗法之一,《理瀹骈文》指出:"外治之理即内治之理,外治之药即内治之药,所异者法耳。医理药性无二,而法则神奇变幻。"指明了外治法与内治法是在给药途径上的不同,没有本质上的区别。外治法使药物直接作用于皮肤和黏膜,使之吸收,从而发挥治疗作用。本例患者先用砭镰法浅刺患处皮肤,从而放出少量的血液,促使内蕴火热邪毒随血外泄。随后用清热消肿、散瘀化痰的金黄散和清凉解毒的菊花汁(银花露)调制成糊剂敷贴的箍围药。具有箍集围聚、收束疮毒的作用,可使丹毒初起蕴结的火热邪毒迅疾消散而痊愈。

第二节　窦　道

一、概述

窦道是一种只有外口而无内口的病理性盲道,属于中医漏管范畴。随着西医外科手术疗法难度的增加,临床上形成窦道的病例数有所增多,且病情较为复杂。其特点是表现为深部组织通向体表的管道,有一个或多个外口,管道或长或短,或直或弯。多由手术外伤,或局部残留异物,人工关节置换术后感受邪毒,导致局部气血凝滞,经络阻塞,热盛肉腐化脓而成。临床表现局部有疮口,常有脓性分泌物流出,时多时少,经久不愈;有时疮口可见手术丝线、死骨流出;疮周皮肤可出现潮红、丘疹、糜烂等表现,瘙痒不适;病久疮周皮肤暗紫,疮口胬肉突起,一般无全身症状。若外口暂时封闭,脓液引流不畅,则局部红肿热痛,或伴有发热等症状。

二、辨证分型

中医根据病因病机和临床特点进行辨证论治,可以分为以下几种证型。

（一）余毒未清证

疮口脓水淋漓,疮周红肿热痛,或瘙痒不适;可伴有轻度发热;舌苔薄黄或黄腻,脉数。治以清热和营托毒。常用仙方活命饮加减。

（二）气血两虚证

疮口脓水稀薄,肉芽色淡不泽;伴面色萎黄,神疲倦怠,纳差寐少;舌淡苔薄,脉细。治以益气养血,和营托毒。常用托里消毒散加减。

三、外治疗法

（一）腐蚀法

先用五五丹或千金散药线蚀管引流,红油膏或太乙膏盖贴。如有丝线、死骨等异物应及时取出。待脓液由多而稀薄转为稠厚时,用二八丹药线引流,1～2周后脓净。

（二）垫棉法

生肌收口时窦道部位盖以棉垫数层,阔绷带加压缠缚,以促进窦道愈合,尤其是腋部、腘窝部、乳房部等。项部加用四头带,腹部加用腹带,会阴部用丁字带。疮口愈合后继续加压2周,以巩固疗效,防止复发。

（三）扩疮法

适用于脓液引流不畅,用其他方法无效,窦道部位允许做扩创手术者。采用手术方法扩大创口并清除异物、坏死组织和窦道壁的纤维组织,使之引流通畅。

（四）冲洗法

适用于心胸外科、脑外科等手术后形成的窦道,管道狭长,药线无法引流到位,又不宜扩创者。用输液针头胶管插入窦道,接注射器缓慢注入清热解毒药液冲洗,每日1次。

（五）切除法

在对窦道彻底冲洗后,采用手术方法,完整切除窦道壁的纤维组织,由里向外缝合,加压包扎。

四、医案精解

案 （王兰英医案）

刘某,女,55岁。

初诊（2015年12月30日）

主诉:腹部疼痛2月余。

因胃贲门癌于2015年5月在全身麻醉下行贲门癌根治术,术后病理:溃疡性中分化腺癌,Lauren分型:肠型腺癌。肿瘤大小约7 cm×3.5 cm×2 cm,癌侵及浆膜层,可见脉管内癌栓和神经侵犯,上下切缘及环周切缘未见癌组织。小弯侧可见癌结节一枚,小弯侧淋巴结未见癌转移（0/19枚）,大弯侧淋巴结可见癌转移（2/9枚）。化疗予以奥沙利铂联合卡培他滨。

2015年10月14日下腹部出现剧痛伴术部溃破流脓,遂收住入院行脓肿引流术,好转出院。腹壁形成窦道,2015年12月30日就诊于王兰英处。症见:患者面色萎黄,气短乏力,下腹部有一直径大小约0.5 cm窦道,舌质淡,苔白,脉细弱。

中医诊断:漏管。西医诊断:腹壁窦道。

证属:体虚邪盛。治宜:益气敛疮,和营托毒。处方:托里消毒散加减。

黄芪250 g,甘草10 g,赤芍30 g,山慈菇30 g,大黄15 g,玄明粉20 g,白花蛇舌草60 g,砂仁10 g(后下),麸炒薏苡仁45 g,肉桂15 g,麸炒枳实45 g,皂角刺15 g,赭石30 g(先煎),谷芽30 g,威灵仙30 g,茯苓30 g,黄药子30 g,蒲公英60 g,麸炒白术90 g,山茱萸·30 g。

8剂。水煎服,每日1剂,早晚分服。

二诊(2016年1月8日)

服药后腹部引流管冲洗通畅,冲洗液清亮,全腹无压痛、反跳痛,面色稍润,舌质淡,苔白,脉微细弱。考虑到患者为胃癌术后,需辅以抗肿瘤药物治疗。

在原方基础上加人参30 g(另煎)、当归30 g、红豆杉2包、绵萆薢30 g。20剂,水煎服,每日1剂,早晚分服。

三诊(2016年1月28日)

服药后腹部引流管基本无液体流出,漏管口皮色已基本恢复正常,全腹无压痛、反跳痛,患者神情、精神佳,舌质淡,苔薄白,脉弦滑。

在原方基础上黄芪量减为125 g,加北败酱草30 g、乌梅30 g、清半夏30 g。7剂,水煎服,每日1剂,早晚分服。

四诊(2016年2月5日)

去玄明粉加五倍子30 g以收湿敛疮。

五诊

半个月后再诊,腹部引流管基本无液体流出,漏管口皮色已基本恢复正常,拨出引流管。

治疗有效,效不更方,继续服上方1个月,漏口基本愈合,无渗液流出,随诊半年,病情稳定,未见复发。

【按】《素问遗篇·刺法篇》曰:"正气存内,邪不可干。"机体免疫力的高低,决定着病情的发展变化。漏管多由手术外伤,或局部残留异物后感受邪毒,导致局部气血凝滞,经络阻塞,热盛肉腐化脓而成。本案患者为贲门癌术后,免疫功能下降,抵抗力低下。此时脾胃运化功能失调,正气虚而无力御敌外邪,出现窦道,故应扶正固本,益气养血,方得以补充,促进创口愈合,患者有恶心症状,故加用赭石以降胃气;又患者为贲门癌术后,待气虚改善后,辅加用人参、当归以益气养血活血,增强机体免疫力,红豆杉、绵萆薢抗肿瘤治疗,兼顾病情。蒲公英、北败酱草合用清热解毒,消痈排脓,方中重用黄芪托毒排脓,敛疮生肌为主,诸药合用共起益气敛疮、和营托毒之效。

第三节　精　癃

一、概述

前列腺增生症属于中医学"癃闭""失禁""遗溺""小便不通""小便闭结"等范畴,现称之为"精癃"。《证治要诀·闭癃》说:"古名癃者,罢也。淋者,滴也。不通为癃;不约为遗;小便滴沥痛者谓之淋;小便急满不通者,谓之闭。"对淋证和癃闭做了精辟的定义。《医学纲目》则曰:"癃闭合而言之一病也,分而言之有暴久之殊。盖闭者暴病,为溺闭,点滴不出。俗名小便不通是也。癃者久病溺癃,淋沥点滴而出,一日数十次或百次。"本病的病因病机,《素问·五常政大论篇》认为:"其病癃闭,邪伤肾也。"《素问·宣明五气篇》云:"膀胱不利为癃,不约为遗溺。"《灵枢·本输》云:"三焦实则癃,虚则遗溺。"《辨证录·小便闭》则谓:"命门火旺,而膀胱之水通;命门火衰,则膀胱之水闭。"由此可见本病的发生与肾、膀胱、三焦之气化功能失调有关。老

年男子年届八八,肾精枯涸,肾气渐衰,《素问·上古天真论篇》中说得好:
"丈夫……二八肾气盛,天癸至,精满溢泻,阴阳和,故有能子……七八肝气
衰,筋不能动,天癸竭,精少,肾藏衰,八八则齿发去"可以看出,古人认为"天
癸"的发生与衰竭决定肾气的盛衰,而"天癸"之物既然与人体的生殖功能密
切相关,说明"天癸"之物就是现代所谓的性激素,因此可以推断,老年男子
肾气不足,与其性激素的分泌失调有着极为密切的联系。

中医临床观察发现肾阴亏虚证和血瘀下焦证血清雄激素值水平较高,
而肾阳不足证雄激素值明显下降,膀胱湿热证和肺热气闭证雄激素值基本
在正常范围,因此认为肾虚是发病的主要原因,是发病之本,而血瘀下焦是
发病之标,膀胱湿热证和肺热气闭证分别是前列腺增生症的诱因和伴随症
型。由此可见,在本病的发生机制上,中、西医虽然体系不同,但在本质认识
上是相通的。这一认识对我们在临床进行中、西医结合治疗本病有重要的
意义。

《圣济总录·小便不通》曰:"肾精不足,气化不利,气不传化,膀胱有热,
水道不宣,故小便不通也。"《景岳全书》所说:"凡气实者,气结于小肠膀胱之
间而癃闭不通。"《灵枢·口问》指出:"中气不足,溲便为之变。"《景岳全书·
癃闭》说:"或以败精,或以槁血,阻塞水道而不通也。"《严氏济生方·淋闭论
治》说:"膀胱不利为癃闭,此由饮酒房劳,或动役冒热,或饮冷逐热,或散石
发动,热结下焦,遂成淋闭。"

根据上述文献论述并结合现代认识可以发现,本病的发生是因虚而致
实,本虚主要体现在老年患者的肾气亏虚,而肾气亏虚又可表现为肾阳不足
和肾阴亏虚两种病理状态,此外又有中气下陷、清阳不升者。肾气不足,中
气下陷,皆可导致气化不利,开阖失司,膀胱失约而小便异常,这仅仅是指功
能不足的一方面;而另一方面,脾肾不足,则水不行,水不行则生痰,痰聚则
血瘀。另外尚因肾虚而败精、槁血皆可留而不去成血瘀,痰凝血瘀,便可阻
塞水道。气化功能的低下与水道有形之物的阻塞,共同酿成了本病的发生。
不仅如此,俗话说流水不腐,痰瘀之邪使水道失畅,就易滋生湿热,尤其易发

生在恣食肥甘、酗酒及感受外邪者,湿热之邪更加重了痰瘀的程度,形成了恶性循环。另外,情志不畅亦是加重本病的因素之一,因足阴厥肝经"循阴股,络阴器,入毛中,抵少腹",肝气郁结,自然会产生循经部位的症状。可见本病中痰瘀阻滞是贯穿疾病始末的标证,湿热下注、气滞不行则因人而异,明确了上述标本缓急之理,则临证时,急性发作者,先治其标,采用清热化痰、理气活血等,缓解期则标本兼顾,温阳化瘀,养阴散结,益气活血,皆应因证因人施治。

二、辨证分型

中医根据病因病机和临床特点进行辨证论治,可以分为以下几个证型。

(一)膀胱湿热证

小便点滴不通,或量小短赤灼热,小便胀满,口苦口黏,或口渴不欲饮,或大便不畅,苔根黄腻,舌质红,脉数。治以清热利湿通便,常用八正散加减。

(二)气滞血瘀证

小便不通或小便不爽,胁痛腹胀,烦躁易怒,舌红、苔薄黄,脉弦。治以清热利湿,化瘀通便或理气活血,通利小便。常用沉香散加减。

三、医案精解

案 1 (唐士诚医案)

丁某,男,46 岁。

初诊(2001 年 9 月 1 日)

主诉:尿频伴排尿时灼热感 1 周。

现病史:患者平素有下腰疼痛感,时有尿道灼热、尿频及尿不尽现象,小腹部,会阴部有坠胀感,伴有早泄、阳痿,近 1 周来上述症状加重,并伴有滑精,特来求治。下腰疼痛已 5 年之久,未曾医治。辅助检查:尿常规正常。B 超检查:前列腺 46 mm×27 mm,内部有云雾状强光点。专科检查:肛门直肠指诊前列腺饱满,光滑无结节,压痛不明显,中间角度窄。舌质略红,苔薄白,脉弦细。

中医诊断:癃闭。西医诊断:前列腺增生症;慢性前列腺炎。

证属:湿热证。治宜:清热利湿,活血化瘀。处方:前列康汤加减(自拟方)。

生地 12 g,土茯苓 30 g,土贝母 15 g,白花蛇舌草 15 g,红枣 15 g,川牛膝 9 g,丹参 15 g,红花 12 g,虎杖 12 g,金银花 20 g,木通 9 g,王不留行 12 g,车前草 10 g,萆薢 10 g。

7 剂。水煎 2 次兑匀,分 3 次服,每日 1 剂。

药渣煎后坐浴每日 2 次,每次 15 min。

医嘱:忌辛辣,按时服药治疗。

二诊(2001 年 9 月 8 日)

患者连服中药 7 剂并坐浴。

三诊(2001 年 9 月 16 日)

自诉尿急、尿频、尿道灼热感明显减轻。

上方又连服半月,症状消失。

四诊(2001 年 10 月 31 日)

复查 B 超,前列腺 37 mm×29 mm,内部光点均匀,病告痊愈。

【按】　唐士诚强调精癃多见于合并尿路感染而急性发作者,辨证以小便短赤涩痛为要点。若症状不明显者,临床上主要依据尿常规等检查作为微观辨证指标。八正散是治疗膀胱湿热证的代表方剂,但目前临床上多遵此方之义而选药有所变化,唐士诚喜用土茯苓、车前草、忍冬藤、马齿苋、生薏苡仁、冬葵子等。此外,通利大便对治疗本证至关重要,若大黄与之配合应用,则通便作用更佳,如果热盛可加黄芩 9 g、黄连 9 g,舌苔厚腻加苍术 9 g、黄柏 9 g。

唐士诚强调活血化瘀药的选择,临床上常用的有当归、赤芍、红花、桃仁、川牛膝等,由于酒大黄、琥珀等不仅活血,同时又清热止血,常常是治疗本证的必需之品。软坚散结之品,常在穿山甲、皂角刺、橘核、荔枝核、海藻、昆布、王不留行、夏枯草等药物中选择。若湿热聚于下焦,灼伤阴络,伴尿血者,苦寒清利之品非所宜,若勉为其用,必更损阴液。此时以猪苓汤治之,猪苓、茯苓甘平,泽泻、滑石甘寒,清热利湿而不伤阴,阿胶养血止血而不碍清利。

案2 (杜维祥医案)

魏某,男,65 岁。

初诊(2018 年 9 月 25 日)

主诉:尿频、尿急伴排尿不畅 3 年。

患者尿频、尿急,伴尿线变细,排尿不畅 3 年余,加重 1 月余,夜尿 5～6 次,排尿等待,尿出艰涩,尿无力,偶有尿痛、小腹拘急,严重影响休息睡眠,遂来诊。患者精神疲惫,异常烦躁。B 超示:前列腺增生(67 mm × 41 mm × 43 mm 大小),尿常规(一),舌淡红苔白略腻,脉细弦。

中医诊断:癃闭。西医诊断:前列腺增生症。

证属:湿热蕴结,膀胱气化失司,兼肾气亏损。治宜:清利湿热,温补肾气,助膀胱气化。处方:三合汤(经验方)。

猪苓 15 g,泽泻 15 g,白术 20 g,茯苓 15 g,桂枝 6 g,石韦 12 g,瞿麦 12 g,萹蓄 12 g,冬葵子 15 g,淫羊藿 15 g,巴戟天 15 g,续断 15 g,狗脊 30 g,土茯苓 20 g,甘草 9 g。

5 剂。水煎服,每日 2 次,尿频尿急消失,尿线仍细,夜尿 1～2 次。

二诊

患者尿线虽细,但尿出尚畅,无夜尿。

再予 5 剂巩固疗效。

【按】《素问·经脉别论篇》:"饮入于胃,游溢精气,上输于脾,脾气散精,上归于肺,通调水道,下输膀胱。水精四布,五经并行。"肺为水之上源,通调水道,下输膀胱。膀胱者州都之官,气化则能出焉。今膀胱为湿热所困,气化失常,"水精"不能"四布",郁而化热,水热互结,充满净府,癃闭于内,小腹拘急,急则点滴而出,复而又出,故尿频尿急,排出不畅。肾主水,司二便,患者"八八"肾气竭,不能助膀胱气化,水液聚而亦成湿热之患。

本方对前列腺增生或伴慢性前列腺炎,但无急性尿潴留者,均可依证加减使用。方中以五苓散温阳化气利水湿,《金匮要略》言五苓散治疗"脐下悸",属水饮湿邪停居下焦膀胱之候;石韦、瞿麦、萹蓄、冬葵子等清利湿热,去除实邪;淫羊藿、巴戟天、续断等补肾固元,助膀胱气化。

案3 （杜维祥医案）

陆某,男,72岁。

初诊(2017年6月17日)

主诉:双下肢水肿1月余。

双下肢水肿1月余,尿蛋白5.9 g/24 h,肾内科诊断为肾病综合征,因患者年龄已高兼有直肠肿瘤术后,不愿尝试激素治疗,遂求治于中医。患者面色萎暗,神疲,眼睑肿胀透亮,双下肢水肿,按之陷不起,舌质淡红苔白腻,脉沉细。

中医诊断:水肿。西医诊断:肾病综合征。

证属:肾气亏虚,失于温煦,膀胱气化不利。治宜:温肾固本,助膀胱气化。处方:

猪苓12 g,茯苓12 g,桂枝6 g,泽泻12 g,白术20 g,车前子12 g,金樱子15 g,山茱萸12 g,菟丝子12 g,山药20 g,墨旱莲12 g,女贞子12 g,熟地20 g,覆盆子12 g,泽兰9 g,甘草6 g。

水煎服,每日2次。

二诊

服药1月余,患者水肿消退,面色转荣,精神佳。

以上方为基础调治1年余,患者一般状况好,尿蛋白0.55 g/24 h。

【按】 "膀胱者,州都之官,津液藏焉,气化则能出矣。"(《素问·灵兰秘典论篇》)水液下输膀胱后,通过膀胱气化作用,再蒸腾清者,"水精四布,五经并行",以濡养机体,浊者随尿液排出。今肾气不足,失之对膀胱的温煦,或邪蕴膀胱,膀胱气化失司,水湿留居膀胱,清浊不分,清者不升而随尿排出,长此精微耗损,肾失所养,则见神疲倦怠、面浮肢肿等症。

方中五苓散温阳化气,促使膀胱中的水液清者升,浊者降,然五苓散温化作用实则不足,故用大量温补肾气之品,加强对膀胱的温煦,以增强气化作用。本方主要适于慢性肾炎、肾病综合征患者,降尿蛋白作用较为理想。

案 4 (杜维祥医案)

张某,女,84 岁。

初诊(2016 年 2 月 16 日)

主诉:血尿酸检查值高 1 日。

2016 年 2 月 16 日入院,患者入院后常规血生化检查(2016 年 2 月 17 日)发现血尿酸 773.0 μmol/L,已报危急值,考虑患者平常无痛风发作,嘱其多饮水,调节饮食,并予中药汤剂促进尿酸的排泄,舌淡红,苔白腻,脉沉。

中医诊断:痹证。西医诊断:高尿酸血症。

证属:膀胱湿热,气化不利。

治宜:清利湿热,助膀胱气化。处方:

茯苓 15 g,桂枝 6 g,猪苓 10 g,泽泻 10 g,白术 15 g,白芍 15 g,当归 15 g,萹蓄 12 g,瞿麦 12 g,泽兰 9 g,车前子 15 g,大黄 9 g,陈皮 10 g,石韦 12 g,白茅根 10 g,甘草 10 g。

水煎服,每日 2 次。

二诊(2016 年 2 月 25 日)

服药 1 周,复查血尿酸 581.0 μmol/L。再予 10 剂出院调理,患者一直未发生痛风,后复查血尿酸 453.0 μmol/L,嘱多饮水,调理饮食,适量活动。

【按】 湿热痰浊阻滞膀胱,膀胱气化不利,清浊不分,胶黏内蕴,湿浊难以及时泌出而随尿外泄,泛溢于机体,充满于血脉,流溢于间隙骨空,留而不去,郁而成毒,致红肿热痛。

本案患者湿浊虽淫溢血脉,但尚未聚积成毒,故而未发红肿疼痛。方中五苓散使膀胱中水液清浊分利,各行其道。取八正散之意以清利湿热,使邪无扰膀胱,则膀胱功能发挥正常,气化得利,湿浊逐渐排除而效。

案 5 （杜维祥医案）

潘某,女,63 岁。

初诊（2016 年 11 月 10 日）

主诉:间断尿频、尿急 2 年余。

2016 年 11 月 10 日诊,患者间断尿频、尿急 2 年余,加重伴夜尿次数增多 2 周。每夜小便 10 余次,量少点滴而出,时有尿痛,已严重影响患者睡眠休息,曾多次住泌尿科治疗,诊断为间质性膀胱炎。此次就诊于中医,查尿常规正常,患者小便频数,甚则不及如厕,神疲,腰困,小腹胀,口渴,舌淡红,苔厚腻,脉沉细。

中医诊断:癃闭。西医诊断:间质性膀胱炎。

证属:湿热蕴结,膀胱气化不利,兼肾气亏虚。治宜:温阳化气,清热利湿,兼补肾气。处方:三合汤(经验方)。

茯苓 15 g,猪苓 15 g,泽泻 15 g,桂枝 6 g,白术 20 g,萹蓄 12 g,瞿麦 12 g,石韦 12 g,冬葵子 15 g,淫羊藿 15 g,巴戟天 15 g,续断 15 g,川牛膝 15 g,甘草 12 g。

5 剂。水煎服,每日 2 次。

二诊

患者夜尿 4 次,可入眠,白天小便可憋 2 h 以上,精神好转,咽干消失。

上方加泽兰 12 g,继服 5 剂后夜尿最多 1 次,可安然入睡,又以 5 剂巩固疗效。

【**按**】《伤寒论》:"太阳病……若脉浮,小便不利,微热消渴者,五苓散主之。""本以下之,故心下痞,与泻心汤;痞不解,其人渴而口燥烦,小便不利者,五苓散主之。"膀胱气化不利,水蓄膀胱,郁而化热,热充州都之府,迫液外出,出而不爽,则尿频、尿急,甚或尿痛。膀胱气化失司,不能蒸腾津液上濡清窍,可见口渴欲饮。

患者年老肾气亏虚,对膀胱温煦不足,气化不及,水湿留停,蕴而化热,充斥州府,则小腹迫急,尿频不畅。五苓散意在分别清浊,使清者承濡,浊者成尿外排;萹蓄、瞿麦、冬葵子等清利在府之湿热以去邪之扰;淫羊藿、巴戟天等温补肾气助膀胱气化。

案 6 （杜维祥医案）

李某,男,65 岁。

初诊（2018 年 5 月 18 日）

主诉:腰痛 2 月余。

2 个月前无明显诱因患者出现腰痛,以右侧为甚,逐渐加重,俯仰转侧困难。MRI:腰椎间盘突出。B 超:右肾盂积水(肾盂分离 31 mm),右肾旁炎性包块。遂入住泌尿科治疗,经输尿管置管等治疗腰痛可耐受,遂出院。经人介绍到门诊求余诊治。患者仍腰痛,尿出涩滞,略有灼热感。B 超:右肾盂分离 26 mm,右肾旁炎性包块。患者神疲,双膝少力,懒动,舌质淡白舌苔厚腻,脉沉细弱。

中医诊断:腰痛。西医诊断:右肾盂积水。

证属:肾气亏虚,腰府失养,膀胱气化不利,湿热蕴结。治宜:补肾壮腰,清热利湿,温阳化气。处方:

熟地 20 g,山药 30 g,山茱萸 12 g,狗脊 30 g,补骨脂 12 g,杜仲 15 g,续断 15 g,川牛膝 15 g,桑寄生 15 g,巴戟天 15 g,石韦 12 g,金钱草 30 g,天麻 12 g,猪苓 12 g,泽泻 12 g,茯苓 12 g,桂枝 6 g,白术 20 g,甘草 12 g。

水煎服,每日 2 次。患者服后腹泻不止,所下为黑色粪便,服 1 次泻 1 次,泻后则腰痛减,4 剂后腰基本不痛。

二诊（2018 年 5 月 24 日）

复查 B 超:右肾盂积水(14 mm),右肾旁炎性包块基本吸收。

遂又以前方 3 剂巩固疗效。

【按】 腰者肾府,肾气不足,腰失其养,故腰痛,本案中用大量补肾之品以壮元健腰;以金钱草、石韦清热利湿;以五苓散温阳化气利水湿。患者服后出现的腹泻至今不得其解,肾盂积水的消退、肾旁包块的吸收是始料未及之事,故录此案以便同道指正。

第四节　口　疮

一、概述

口疮是口腔黏膜受邪热蒸灼,或失于气血荣养所致,以局部出现小溃疡、灼热疼痛为特征的口腔黏膜病,包括复发性口疮和口疮性口炎。以口腔黏膜出现单个或数个直径 3～5 mm 的溃疡,灼热疼痛为主要症状。起病较快,一般 7 日左右愈合,若此伏彼起,则病程延长,愈后常易复发。口腔检查:口腔黏膜溃疡较表浅,圆形或椭圆形,数量少则 1～2 个,多则 10 余个,表面有淡黄色分泌物附着,溃疡周围黏膜大多充血;应与狐惑病(白塞综合征)、复发性坏死性黏膜周围炎及疱疹性口腔炎相鉴别。

二、辨证分型

中医根据病因病机和临床特点进行辨证论治,可以分为以下几种证型。

（一）心脾积热证

口内疼痛,口渴,口臭,尿短黄,便秘。口疮数量多,周围充血明显。舌红,苔黄,脉数。

（二）阴虚火旺证

口内疼痛,口干,手足心热,乏力。口疮 1～2 个或 2～3 个,周围轻微充血。舌红,苔少,脉细数。

（三）气血亏虚证

口不渴,或伴畏寒,便溏。口疮数量不多,周围黏膜不充血。舌淡,苔薄白,脉细弱。

三、医案精解

案 1 （张太峰医案）

王某,男,38 岁。

初诊(2017 年 9 月)

主诉:甲状腺癌术后及放疗后 1 年。

患者因"甲状腺癌手术及放疗后 1 年",住甘肃省肿瘤医院头颈科化疗,于 2017 年 9 月请中西医结合科主任医师张太峰会诊。初诊:患者诉咽喉急肿痛,口舌生疮,目赤肿痛,鼻衄干燥,口腔溃疡,下利清谷,呼吸颇难,会厌作梗,汤水不下,痰多呛咳,小便淋涩,舌红少津,脉沉细。

中医诊断:口疮。西医诊断:甲状腺癌术后。

证属:气血两伤,里寒外热。辨证分析:此症状及证候错综复杂,治疗在一线之间,故辨证施治当突出辨证要点"口腔溃疡""咽喉急肿痛",治疗则内外兼治。张太峰主任医师会诊后拟分四步治疗如下。

第一步:先以外用方通关开闭,附子(黑顺片)切薄 3～5 片,以白蜜涂炙,令蜜入内,嚼咽其津,俟甘味尽去之,换一片再嚼再咽,至可进汤水为度。

第二步:黄连 6 g,石菖蒲 3 g。水煎频频咽之,折其火热,至咽痛、目赤肿痛缓解为度,一般 3 剂可矣。每喝药时加食醋少许。

第三步:滋水养阴以降火,反佐辛凉以清咽。自拟口腔溃疡经验方:生、熟地各 20 g,山药 20 g,山茱萸 20 g,牡丹皮 15 g,生石膏 30 g,防风 10 g,藿香 6 g,生甘草 15 g,桔梗 10 g,黄连 6 g,石菖蒲 10 g,冰片 1.5 g(含化)。

方中生、熟地,山药,山茱萸为君药,补肾阴以壮水之主。冰片、生石膏为臣药,以清热利咽,且内外兼修。生石膏配藿香、黄连,化中焦脾胃湿热。配防风灵动凉散而不凝滞,石菖蒲引心经之药,黄连单刀直入而泻心火;桔梗为引经药,配甘草清咽宣肺以行金气。

第四步:善后调治。本病善后治疗非常重要,是临床治愈口腔溃疡关键之所在。处方：六味地黄汤加味。

生地 15 g，熟地 15 g，山药 10 g，山茱萸 10 g，牡丹皮 10 g，茯苓 10 g，泽泻 10 g，葛根 20 g，北沙参 15 g，太子参 15 g，人参须 15 g，党参 15 g，麦冬 10 g，五味子 6 g，桂枝 6 g，白芍 6 g，神曲 10 g，生大黄 10 g，生姜 3 g，大枣 4 枚。

水煎服，每日 1 剂，分两次服，3 个月为 1 个疗程，3 个疗程后该患者康复，现正常上班(此方源于裴正学兰州方)。

【按】《内经》曰："岁太阳在泉，寒淫所胜……嗌痛颔肿。"《伤寒论》少阴篇曰："病人脉阴阳俱紧，反汗出者，亡阳也。此属少阴，法当咽痛。"甲状腺癌术后，患者因放、化疗之忧，一是情志不畅，脾胃壅滞，而心火郁热，相火急动；二是放、化疗中伤阳气，又寒淫突袭，直中少阴，龙雷之火挟肝风上冲咽喉，邪火炽盛则嗌干，嗌痛，喉急肿，汤水难下。满口生疮者为胃中积热挟湿之象。寒淫伏于少阴则下利清谷，正治则补肾气，温经脉，降心火，仅佐辛凉以治其标，清咽利窍通关。以上四步疗法有条不紊，应用于临床治疗甲状腺癌术后，放化疗而致口腔溃疡、满口生疮、咽喉急肿痛者疗效快捷显著，但临床治疗与痊愈尚需后方调护善后。

案2 (王俭医案)

韩某，男，42 岁。

初诊(1998 年 11 月 20 日)

主诉：口唇部反复疼痛 6 年余。

在唇、颊、舌边、牙龈处，有针头至黄豆大小溃疡数个，疼痛剧烈，反复发作已 6 年余。患者曾在多家医院治疗，诊断为复发性口腔溃疡，经中西药治疗，效果不佳，常反复发作。检查：溃疡边缘清楚，周围红晕，质地柔软，表面有灰白色薄膜，舌红，苔少，脉细数。

中医诊断：复发性口疮。西医诊断：复发性口腔溃疡。

证属：心火上炎，脾胃热壅，肾虚火旺。治宜：清热解毒，滋阴降火。处方：滋阴降火汤。

黄连 9 g，当归 30 g，生地 12 g，牡丹皮 15 g，生石膏 30 g，知母 6 g，麦冬 10 g，石斛 10 g，蒲公英 20 g，白芷 15 g，细辛 10 g，菊花 15 g。

共服 4 剂，每日 1 剂，水煎 2 次，早晚各服 1 次，服后明显减轻。

二诊（1998 年 11 月 24 日）

原方再进 8 剂，症状消失，随访至今未再复发。

【按】 复发性口腔溃疡属于中医学"口疮"范畴。多因过食膏粱厚味，心脾火盛上冲于口，或因素体虚弱，思虑少眠，阴虚内热，虚火上炎所致。滋阴降火汤清热解毒、滋阴降火。方中黄连、菊花、蒲公英清热解毒泻心火；当归补血生津；生地、麦冬养阴生津；石斛滋阴清虚热；白芷、细辛止痛。诸药合用，达到清热解毒以泻心火，滋阴降火以生津之目的。

案3 （王道坤医案）

周某，女，8 岁。

初诊（2009 年 10 月 18 日）

主诉：口腔糜烂 1 月余。

患者自诉口腔糜烂 1 月余，病发于饮食不节，喜食辛辣刺激食物。现口腔糜烂，睡眠欠佳，食欲不振，每食辛辣刺激食物则口腔糜烂加重，有烧灼感，口干，偶有呃逆、反酸，神疲乏力，大便偏干。舌红少苔，脉弦细，略数。

中医诊断：口疮。西医诊断：口腔溃疡。

证属：气虚阴亏，脾虚气滞，胃失和降。治宜：益气养阴，健脾行气，和胃安神。处方：益胃汤合四君子汤加减。

沙参 6 g，麦冬 6 g，太子参 6 g，炒白术 10 g，炒山药 6 g，党参 6 g，生甘草 3 g，行气散 10 g（后下），海螵蛸 10 g，柏子仁 6 g，神曲 6 g，炒麦芽 6 g，蒲公英 6 g，生姜 3 片，大枣 3 枚。

3 剂。水煎服，每日 1 剂，早晚饭后 1 h 服。

医嘱：忌食辛辣刺激性之品。

二诊(2009 年 10 月 22 日)

药后患者口腔糜烂及烧灼感减轻,纳食增加,大便通畅,睡眠转佳。舌红少苔,脉弦细略数。仍觉口干。

前方沙参增至 10 g、麦冬 10 g,炒白术改为生白术(增加润性)以加强养阴益胃之力。处方:

沙参 10 g,麦冬 10 g,太子参 6 g,生白术 10 g,炒山药 6 g,党参 6 g,生甘草 3 g,行气散 10 g(后下),海螵蛸 10 g,柏子仁 6 g,神曲 6 g,炒麦芽 6 g,蒲公英 6 g,生姜 3 片,大枣 3 枚。

3 剂。水煎服,每日 1 剂,早晚饭后 1 h 服。

继以上方加减服用 2 周后,口腔糜烂已止,纳食正常,精神转佳。嘱其勿过饱,忌食辛辣刺激性之品。

【按】 本例口腔糜烂患者为 8 岁儿童,病因系喜食辛辣刺激食物所致。辛辣食物对胃脘部过度刺激,久之耗伤胃阴,虚火上炎所致口腔糜烂,有烧灼感。王道坤切中病机,用益胃汤合四君子汤加减,效佳。方中党参、沙参、太子参、麦冬合用益气养阴,炒白术、炒山药、行气散、神曲、炒麦芽健脾行气消食,海螵蛸、柏子仁和胃安神,用蒲公英清郁热之毒。诸药合用,气阴两虚得补,脾胃得健,气滞得通,胃气得和而口腔糜烂得愈。

第五节 淋 证

一、概述

淋病是由淋病双球菌(简称淋球菌)所引起的泌尿生殖系统感染的性传播疾病。《金匮要略》云:"淋之为病,小便如粟状,小腹弦急,痛引脐中。"临床上以尿道刺痛、尿道口排出脓性分泌物为特征。主要通过性交传染,极少数也可通过污染的衣物等间接传染。属于中医淋证、淋浊的范畴。本病的病原体为淋球菌,系革兰阴性球菌,多寄生在淋病患者的泌尿生殖系统。淋球菌表面含有黏附因子,它不但能黏附和侵入黏膜上皮,而且能引起黏膜上皮细胞的损伤、坏死和脱落,造成皮下结缔组织或黏膜下层的扩散性感染病灶,菌毛和淋球菌表面的白细胞协同因子能对抗机体吞噬细胞的吞噬作用,同时还可抵抗抗体和补体的杀伤作用,这样淋球菌能在感染病灶内大量生长繁殖,并可沿泌尿生殖管蔓延扩散。中医认为,宿娼恋色或误用污染之器具,湿热秽浊之气由下焦前阴窍口入侵,阻滞于膀胱及肝经,局部气血运行不畅,湿热熏蒸,精败肉腐,气化失司而成本病。日久及肾,导致肾虚阴亏,瘀结内阻,病程日久,由实转虚,形成虚证或虚实夹杂之证。

二、辨证分型

中医根据病因病机和临床特点进行辨证论治,可以分为以下几种证型。

(一)湿热毒蕴证(急性淋病)

尿道口红肿,尿急,尿频,尿痛,淋沥不止,尿液混浊如脂,尿道口溢脓,严重者尿道黏膜水肿,附近淋巴结红肿疼痛,女性宫颈充血、触痛,并有脓性分泌物,可有前庭大腺红肿热痛等;可有发热等全身症状;舌红,苔黄腻,脉滑数。治以清热利湿,解毒化浊。多用龙胆泻肝汤加减。

(二)阴虚毒恋证(慢性淋病)

小便不畅,短涩,淋漓不尽;腰酸腿软,五心烦热,酒后或疲劳易发,食少纳差,女性带下多;舌红,苔少,脉细数。治以滋阴降火,利湿祛浊。多选知柏地黄丸加减。

三、医案精解

案 (李树君医案)

康某,男,36 岁。

初诊(2004 年 11 月 14 日)

主诉:尿频、尿急 2 月余。

患者 2 个多月前,无明显诱因出现小便频数,排尿急,并伴有灼热感。

曾在省内某医院检查诊断为非淋菌性尿道炎,予以静脉输液和口服西药(具体用药及剂量不详)治疗,但症状无明显改善,特访中医求治。否认有冶游史。体质尚佳,心肺(一),尿道口略红,有分泌物少许。治疗前尿道分泌物培养支原体(一),衣原体(十)。

中医诊断:淋浊。西医诊断:非淋菌性尿道炎。

证属:湿热证。治宜:清热解毒,升清降浊。处方:升降清化汤加减。

生地 15 g,土茯苓 30 g,浙贝母 15 g,贯众 15 g,板蓝根 20 g,大青叶 12 g,虎杖 15 g,红枣 12 g,萆薢 15 g,海金砂 12 g,车前草 15 g,通草 10 g。

15 剂。水煎两次兑匀,分 3 次服,每日 1 剂。

医嘱:多饮水,坚持服药,1 个月为 1 个疗程,服药 2 个疗程,自觉症状明显缓解,再化验,以判断疗效。

二诊(2005 年 1 月 19 日)

患者来诊称经省级医院连续 2 次化验,结果均为阴性,病告痊愈。

【按】　用升降清化汤治疗慢性泌尿系感染,可以改善症状,消除菌尿,趋向治愈。对于中药治疗本病的机制,李树君强调疾病是由致病因素和机体正气相互作用而产生的,治疗就应从两个方面进行调理。病变初期,可能病理因素起主导作用,针对病理因素的治疗可能较易取消。但在病变后期,若还拘泥于此,单纯清利湿热,单纯使用抗生素治疗,就不一定皆能取效。实际上用抗生素治疗也有不少患者未能控制感染,这就必须结合调理脏腑功能。升降清化汤注重调理脏腑气机,恢复脏腑功能,结合祛邪治疗,标本兼治,体现中医脏腑整体相关,故有助于细菌及其炎性物质从尿道中排除,从而减轻其病理变化,促进损伤的尿道组织修复,使该病由潜伏、迁延趋向于好转,甚至康复。

李树君强调:一是根据湿热的轻重与偏盛加味用药。若小便色黄、排尿灼热感明显,或伴有低热者,为热偏盛,酌加黄柏、虎杖;若小便短少不利,舌苔腻而较厚,或大便偏溏者,为湿偏盛,酌加炒薏苡仁。二是根据症状表现加味用药。尿痛不适明显者,加郁金;尿频次多,尤其是夜尿多者,加山药、益智仁;小腹胀满者,加香附、乌药;小腹坠胀、坠痛者,加黄芪、防风或柴胡;伴寒热症状者,加柴胡、黄芩;腰部酸困不适者,加牛膝、川续断、桑寄生;乏力气短者,加黄芪、党参。尿红或尿检红细胞较多者加白茅根;脓细胞较多者,适加蒲公英、野菊花;白细胞较多者,辨湿热的主次,参上述加味用药。

第六节　瘰　疬

一、概述

瘰疬是一种发生于颈部的慢性感染性疾病。结核累累如串珠状,故名瘰疬。又名"疬子颈""老鼠疮"。相当于西医学的颈部淋巴结结核。多见于体弱儿童或青年女性,好发于颈部及耳后,起病缓慢,初起时结核如豆,不红不痛,逐渐增大,融合成串,溃后脓水清稀,夹有败絮样物,此愈彼溃,经久难愈,形成窦道,愈合后有凹陷性瘢痕。其病因病机为情志内伤,肝气郁结,肝木乘脾土,脾失健运,痰湿内生,气滞痰凝,结于颈项;或肝郁化火,下烁肾阴,阴虚火旺,热盛肉腐而成脓。溃后脓水淋漓,耗伤气血,经久难愈。或因肺痨阴虚,肺肾阴亏,以致阴虚火旺,肺津不能输布,灼津为痰,痰火凝结而成。

二、辨证分型

中医根据病因病机和临床特点进行辨证论治,可分为以下几种证型。

（一）气滞痰凝证

多见于瘰疬初期,肿块坚实;无明显全身症状;舌淡,苔腻,脉弦滑。治以疏肝理气,化痰散结。常用逍遥散合二陈汤加减。

（二）阴虚火旺证

核块逐渐增大,皮核相连,皮色转暗红;伴午后潮热,夜间盗汗;舌红少苔,脉细数。治以滋阴降火。常用知柏地黄丸加减。

（三）气血两虚证

溃后脓出清稀,夹有败絮样物;形体消瘦,精神倦怠,面色无华;舌质淡嫩,苔薄,脉细。治以益气养血。常用香贝养荣汤加减。

三、医案精解

案1 （胡溶医案）

李某,女,40岁。

初诊(2012年3月10日)

主诉:左耳后肿物伴瘙痒、疼痛1年余。

患者1年前进食辛辣食物后出现左侧耳后肿物,伴瘙痒、疼痛,疼痛呈烧灼样,肿物表面皮肤紫黑、粗糙。在当地医院行超声示不能定性,给予中西药物治疗均不见好转。后于兰州大学第二医院行肿物活检示:嗜酸性淋巴细胞肉芽肿,再次给予西药治疗(具体药物及剂量不详细)后病情有所缓解,但仍反复发作,症状时轻时重。刻下症见:耳后肿物,瘙痒伴疼痛,表面粗糙,凡遇愠怒,食用辛辣食物、海鲜后,症状即明显加重。纳差,夜眠差,舌质淡,苔薄黄,脉细数。

中医诊断:瘰疬。西医诊断:嗜酸性淋巴细胞肉芽肿。

证属:痰火郁结,邪毒瘀阻。治宜:清热解毒,软坚散结。处方:海藻昆布汤加减。

海藻20g,昆布20g,鳖甲15g,连翘10g,玄参20g,射干10g,桔梗10g,贝母10g,金银花20g,赤芍10g,板蓝根15g,生地20g,牡丹皮10g,瓜蒌20g。

4剂。水煎服,每日1剂,分2次口服。

二诊(2012年3月15日)

服上药后,诸症无明显缓解,仍觉瘙痒、烧灼样疼痛。

上方加地丁30g、蒲公英30g、大黄10g。6剂。水煎服,每日1剂,分2

次口服。

三诊(2012年3月22日)

服上药后瘙痒、灼热感明显减轻。

继服20剂,水煎服,每日1剂,分两次服用。

四诊(2012年4月15日)

服上药后疼痛、瘙痒基本消失,肿物略高出皮肤,表面颜色变浅,表皮脱屑。

上方去大黄,加乳香10 g、没药10 g。20剂。水煎服,每日1剂,分两次服。

五诊(2012年5月6日)

服上药后疼痛、瘙痒消失,肿物消失,肿物表面皮肤颜色基本与周围皮肤一致。

停药后随访1年未见复发。

【按】 该患者1年前食用辛辣刺激食物后出现左侧耳后肿物伴瘙痒、烧灼样疼痛,肿物表面皮肤紫黑、粗糙。胡溶认为该病为瘰疬,此病变特征符合中医"温邪上受,循经上行"的传变规律,其病性符合"温毒"特征。其发病是由于寒热之毒气,侵脏入腑,上通于颈腋之间,留于肌肤血脉而不去。基本病机是痰火郁结,邪毒瘀阻经络;风温痰热蕴结,循经上犯之邪至此而结。同时因颈部位于人体上部,风邪易袭,风为百病之长,多夹温、热、痰、邪,故治当清热解毒、软坚散结,方选海藻昆布汤(经验方)加减:方中海藻、昆布、瓜蒌、贝母消痰散结,桔梗载药上行,用金银花、连翘、板蓝根、赤芍清热、凉血、解毒以治其本。胡溶亦认为,该病进入恢复期后,每每可因感冒、体虚、劳累、食用辛辣食物复发,故要禁食辛辣刺激食物及海鲜,注意锻炼增强体质,提高自身免疫功能,以防止病情复发。

案2 (马鸿斌医案)

陈某,男,65岁。

初诊(2010 年 11 月 16 日)

主诉：左侧颈部疼痛 1 个月。

患者 1 个月前晨起觉左侧颈部疼痛,以手扪及约大豆样大小肿物,自服"消炎"药物后不效,即电话求诊,予"仙方活命饮"加减无效。即住庄浪县医院,彩超示：左颈部可见一约 2 cm×2 cm 大小包块。遂住院给予"抗炎及对症"治疗半月余,疼痛稍减,然肿物如故,改甲硝唑静脉滴注而过敏性休克,经抢救脱险。后考虑属恶性病变,建议出院去大医院诊治,因经济原因未果,要求再服中药治疗。时见左侧颈部约大豆样大小肿物,按之则痛,善太息,两胁胀满,纳差疲乏,口干,舌质红,苔少,脉弦细数。

中医诊断：瘰疬。西医诊断：颈部淋巴结结核。

此乃情志不舒,肝郁日久,气滞痰郁,痰火内结。法当疏肝解郁,化痰散结。处方：四逆散合消瘰丸加减。

柴胡 10 g,赤芍 10 g,香橼 10 g,枳壳 10 g,佛手 10 g,玄参 10 g,连翘 15 g,牡蛎 30 g(先煎),桃仁 9 g,甘草 6 g。

3 剂。水煎服,每日 1 剂,每日 2 次。嘱调情志,忌食辛辣刺激品。

二诊(2010 年 11 月 19 日)

肿物似有缩小,按之疼痛减,纳食较前增加,情绪转佳,余症亦减,舌脉同前。

效不更方,仍以前方继服 10 剂。

三诊(2010 年 12 月 9 日)

患者服上药后,颈部肿物消失,胁胀纳差消失,仍口干、疲乏,舌质稍红,苔少,脉弦细。痰火清而气阴两虚。

前方加太子参 15 g,继服 6 剂。药后诸症消失,因经济原因要求停药,遂停服中药。嘱畅情志,勿过劳。随访 3 年,未见复发。

【按】《灵枢·经脉》："肝足厥阴之脉,起于大指丛毛之际,上循足跗上廉,去内踝一寸,上踝八寸,交出太阴之后,上腘内廉,循股阴,入毛中,环阴器,抵小腹,挟胃,属肝,络胆,上贯膈,布胁肋,循喉咙之后,上入颃颡。"患者年逾六旬,肝肾亏虚,加之家境困难,为修缮房屋筹钱不得,忧愁日久,致肝气郁结,津液不得正常输布,凝聚成痰,气滞痰凝,壅结颈前,发为颈部肿块。肝气不舒,故两胁胀满,善太息;肝木横逆犯脾,脾虚不运则纳差疲乏;肝郁日久化火伤阴,加之素有肝肾阴虚,故见口干,舌质红,苔少,脉弦细数。故治以疏肝解郁,化痰散结,以四逆散合消瘰丸为主方。考虑患者阴虚之体,故选香橼、佛手等轻灵平和之品,且配玄参养阴柔肝。其收功之速令人始料不及,患者及家属也惊喜万分。其侄为某师专中文教师,发短信曰:"我六爹颈部肿块经你施治,软坚散结已收完功! 叹服你涵濡医学既久,遂能康济群生,补救劫运!"可见古人"言不可治者未得其术也"之说真不我欺!

第七节 梅核气

一、概述

梅核气是因情志波动,气机不畅所致,以咽中似有梅核阻塞感为特征的疾病。相当于咽神经症。其特点为:以咽中似有梅核或炙脔,或其他异物梗塞感,并随情志波动而发作为主要症状;一般见于成人,多见于女性;对咽喉、食管及其他有关器官检查,均无器质性病变。

二、辨证分型

中医根据病因病机和临床特点进行辨证论治,可以分为以下几种证型。

（一）痰气互结证

咽中如有炙脔或其他异物感,咽之不下、吐之不出。时作嗳气、呃逆、恶心、泛泛欲吐,胸脘胀满,舌苔白腻,脉弦滑。

（二）肝郁气滞证

咽中梗阻感,嗳气频频,或作呃逆,胁下胀闷,嗳气后稍舒,舌苔薄白,脉弦。

（三）心脾气虚证

咽中异物感,不思饮食,口中无味,面白神疲,少气懒言,或时时悲伤欲哭,夜寐不实,易惊醒或惶恐不安,小便清长,大便溏薄。舌淡,苔白,脉弱。

三、医案精解

案　（张正海医案）

马某,女,48岁。

初诊(2001年9月5日)

主诉：咽部如物梗塞3年。

3年前因郁怒而自觉咽中有异物,吞之不下,咯之不出,初起随情绪波动而时好时坏,久之则持续不解。曾在某医院耳鼻喉科检查无异常发现。今见患者时作太息,胸背隐痛,心烦易怒,夜寐不宁,咽部不红,亦无肿痛,饮食无碍,舌质暗红,苔白腻,脉弦滑。

中医诊断：梅核气。西医诊断：咽异感症。

证属：肝木侮肺,痰气交阻。治宜：豁痰达郁,散结行气。处方：仲景半夏厚朴汤加味。

半夏12g,厚朴9g,茯苓12g,紫苏叶6g,生姜3g,瓜蒌15g,薤白6g,知母6g。

3剂。水煎频服,少量多次。并嘱服药期间戒恼怒,忌食辛辣厚味。

二诊(2001年9月9日)

上药服后,咽部无明显变化,唯胸背肩疼甚。拟上方增损继进。处方：

半夏12g,川朴15g,知母6g,瓜蒌15g,旋覆花9g,茯苓12g,紫苏梗6g,炒枣仁12g,茜草15g,青葱管3茎。

5 剂。水煎,服如前法。

三诊(9月18日)

经服上药后,咽部自觉减轻,胸背痛消失,夜寐稍安。

拟二诊方继进 5 剂。

四诊(9月20日)

诸症若失,自觉周身轻快,胃纳增,夜寐安,精神佳,守原法予丸剂缓图,以冀根除。处方:

半夏12 g,川朴9 g,云苓12 g,紫苏子6 g,炙甘草9 g,淮小麦30 g,大枣8 枚,瓜蒌15 g,旋覆花9 g,茜草15 g,僵蚕9 g,炒枣仁20 g,片姜黄9 g,知母9 g,蜜百合30 g。

5 剂。共为细末,白蜂蜜500 g,童便5 ml,炼蜜为丸,9 g 重,每服1 丸,早晚各 1 次后访至今未复发。

【按】 梅核气一证,究其病机多因情志不遂,气机怫郁,津液失布,痰凝气滞使然。且好发于女子,以其娇柔隐曲之故,故仲景列入《金匮要略》妇人篇专论。然临床所见,非独妇人之疾,男子亦有患者。斯证既以情志为患,而人生处世不离七情,这就决定了本病的反复性和病程长两大特点。所以仲景用"咽中如有炙脔"既描述症状,又概括病程。炙脔者,烤过之肉也,其黏腻附着,不易即去,可谓形象之极。本病的诊断并不困难,以咽部如物梗塞不适为主症,局部无肿痛,饮食无碍,并经喉科检查无阳性体征者,即可诊断为梅核气,痰气交阻为主要病机。仲景半夏厚朴汤为主要治疗方剂,后世每多沿用之。方中半夏辛温豁痰开结,厚朴苦温降逆理气,茯苓淡渗运湿,生姜散饮宣阳,紫苏叶辛香轻浮,开启肺气,使气行津布,郁滞自通。全方合用,共奏豁痰理气、解郁散结之动。然本方总偏辛温,对于病程长,有化热趋势和涉及血络者,笔者均按各自情形灵活加减:兼噫气频作者,加旋覆花9 g,代赭石6 g;兼虚烦不寐者,加炒枣仁12 g、知母9 g、焦栀子9 g;兼情志抑郁者,加炙甘草9 g、淮小麦、大枣5 枚;兼胸部疼痛者,加瓜蒌15 g、薤白6 g;兼血络瘀阻者加旋覆花9 g、茜草15 g、䗪虫 3 g(冲服);兼痰热阻滞者,加全瓜蒌 24 g、天竺黄 12 g、海浮石 25 g；病程长者，原方去生姜、紫苏叶，加紫苏梗 9 g、百合 30 g、桃仁 9 g。另外，在用药物治疗本证的同时，若能配合以适当的心理治疗、思想安慰、体育运动等措施则疗效更著，可疗效巩固。

◦ 第八节　瘿　瘤 ◦

一、概述

瘿是甲状腺疾病的总称。刘熙《释名》曰："瘿，婴也，在颈婴喉也。"是指颈前结喉两侧肿大的一类疾病。其特点是：发于甲状腺部，或为漫肿，或为结块，或有灼痛，多数皮色不变。良性肿物大多可随吞咽动作上下移动，或伴有烦热、心悸、多汗及月经不调等。相当于西医学中的单纯性甲状腺肿、甲状腺腺瘤、甲状腺癌、甲状腺炎等。宋代陈无择的《三因极一病证方论·瘿瘤证治》中记载："坚硬不可移者曰石瘿，皮色不变者曰肉瘿，筋脉露结者曰筋瘿，赤脉交结者曰血瘿，随喜怒消长者曰气瘿。"瘿病的病因病机是在致病因素的作用下导致脏腑经络功能失调，气滞、血瘀、痰凝结于颈部，逐渐形成瘿病。

二、辨证分型

中医根据其病因病机和临床特点进行辨证论治，可以分为以下几种证型。

（一）气滞痰凝证

颈部一侧或两侧肿块呈圆形或卵圆形，不红、不热，随吞咽动作上下移动，一般无明显全身症状，如肿块过大可有呼吸不畅或吞咽不利，苔薄腻，脉弦滑。治以理气解郁，化痰软坚，选方逍遥散合海藻玉壶汤加减。

（二）气阴两虚证

颈部肿块柔韧，随吞咽动作上下移动；常伴有急躁易怒、汗出心悸、失眠多梦、消谷善饥、形体消瘦、月经不调、手部震颤等，舌红，苔薄，脉弦。治以益气养阴,软坚散结,选方生脉散合海藻玉壶汤加减。

三、医案精解

案1 （王志刚医案）

王某,男,59岁。

初诊(2015年1月21日)

主诉:颈部肿大,伴乏力、食欲差、腹胀1个月。

因"发现甲状腺肿大近1个月"于我院就诊。甲状腺彩超示:右侧甲状腺低回声结节,右侧甲状腺实质内探及9 mm×4 mm的低回声,边界尚清。甲状腺功能[三碘甲状腺原氨酸(T_3)、甲状腺素(T_4)、游离三碘甲状腺原氨酸(FT_3)、游离甲状腺素(FT_4)、促甲状腺激素(TSH)、甲状腺球蛋白抗体(ANTI - TG)、甲状腺过氧化物酶抗体(ANTI - TPO)检查结果在正常范围内。患者刻下颈部肿大、自觉倦怠乏力,双下肢有沉重无力感,食欲欠佳,食后易腹胀,自觉喉中有痰,舌淡胖边有齿痕,苔白腻,脉濡滑。触诊:甲状腺肿大,按之可触及结节(右侧)表面光滑无粘连,皮色正常。

中医诊断:瘿瘤。西医诊断:结节性甲状腺肿。

证属:脾虚痰阻。治宜:健脾益气,化痰散结。处方:

茯苓15 g,白术10 g,太子参10 g,黄芪20 g,广陈皮5 g,法半夏10 g,浙贝母10 g,瓜蒌10 g,海藻10 g,生牡蛎10 g,生山楂10 g,神曲10 g,山慈菇20 g,僵蚕5 g。

14剂。

二诊

仍自觉乏力,食欲改善,食后腹胀症状好转,舌淡胖苔白,脉滑。

拟上方加黄芪用量至30 g。14剂。

三诊

症状明显改善,患者无特殊不适主诉。宗此方加减用药3月余,甲状腺肿块基本消失。半年后复查甲状腺彩超示:未见结节影。

【按】 脾胃乃后天之本,气血生化之源,甲状腺结节与脾土息息相关,其主要从以下两方面阐释:首先脾气虚弱,化生乏源,脏腑经络、四肢百骸、筋肉皮毛得不到充足的营养。《素问·评热病论篇》说:"邪之所凑,其气必虚。"《素问·刺法论(遗篇)》说:"正气存内,邪不可干。"正气不足,身体虚弱,易于感邪而发病。王志刚指出,这也是中老年女性甲状腺结节发病率高的原因之一。其次,脾主运化水液,脾失健运,水湿内生,凝聚生痰,壅结颈前而发为此病。痰湿是此病的一个病理因素。脾气旺,运化功能健全,五脏六腑、四肢百骸得到充养,水液正常运化,痰湿不得以产生。再者此病日久不愈,极易耗伤精血正气。甲状腺结节患者虽多属于肝气郁结,但多伴有脾虚证。肝属木,脾属土,木克土。患者多是在情志和外界压力的影响下,使肝失条达,气机郁滞,肝气犯脾,脾虚运化失常,痰浊内生,肝郁脾虚致痰、气、血、瘀壅结而致瘿病。甲状腺结节发病可有木郁横逆中土之特点。据此,顾护脾土、补益脾气应贯穿于病程始终,只有气血化生有源,正气盛,才有抗邪之力。针对临床上甲状腺结节患者伴有纳差、倦怠乏力、面白或者萎黄,舌淡有齿痕,脉虚等症状,王志刚采用顾护脾土、补益脾气之法,选用黄芪、白术、茯苓、党参、黄精等健脾益气之品。对于脾虚运化不及而生湿酿痰,临床常见胸闷、脘腹痞胀、便溏、舌淡苔腻、脉滑等症,在补益脾气的同时兼以化痰除湿,常选用半夏、浙贝母、瓜蒌、海藻、昆布等化痰除湿、软坚散结之品。顾护脾胃,扶正益气应贯穿于甲状腺结节病程始终。此患者脾虚症状明显,倦怠乏力,食欲欠佳,食后易腹胀,均因脾气虚弱,运化不及所致。脾虚失运,津液不及运化,酿湿生痰,遂见舌淡胖边有齿痕,苔白腻,脉濡滑等舌脉之象。治以健脾益气,化痰散结。方中茯苓、太子参、白术、黄芪补气健脾,使脾土旺;法半夏、浙贝母、广陈皮化痰除湿;海藻、生牡蛎、僵蚕、山慈菇化痰软坚,消瘿散结;生山楂、神曲健脾消食。

案 2 (王志刚医案)

赵某,女,45 岁。

初诊(2016 年 4 月 27 日)

主诉:眼球突出伴心悸多汗 3 年,加重 1 个月。

自述有甲状腺病史 3 年余,T_3、T_4 明显高于正常值,TSH 明显下降,服用他巴唑等药反复发作,并有逐渐加重之势,遂求助于王志刚。现口服他巴唑剂量为每日 30 mg。1 个月前患者出现眼胀,心悸,多汗,下午腿肿,手胀,纳可,寐差,大便可,舌淡苔白,脉细。

中医诊断:瘿病。西医诊断:甲状腺功能亢进症。

证属:肝气郁结,痰凝气聚。治宜:疏肝理气,化痰消瘿。处方:

柴胡 15 g,赤芍 15 g,香附 15 g,郁金 15 g,玄参 15 g,生牡蛎 20 g,浙贝母 15 g,昆布 15 g,海藻 15 g,山慈菇 20 g,五味子 10 g,当归 15 g,柏子仁 15 g,连翘 15 g,茯神 15 g,炒白术 20 g,厚朴 15 g,猪苓 15 g,白茅根 15 g,木瓜 20 g,炒酸枣仁 20 g,夜交藤 30 g,龙齿 20 g。

12 剂。水煎服,每日 1 剂。

二诊

患者手足肿胀、酸胀、心悸均减轻,已无汗出,纳可,寐差,大便干,舌正常,脉细。拟上方减炒白术,并嘱患者停服他巴唑。前后共服中药 21 剂,现心悸、腿肿均消失,纳可寐安,舌淡苔白,脉缓。复查甲状腺功能:FT_3、FT_4,均正常,TSH 2.38 mU/L。中药汤剂拟逍遥散加味善后,药物如下:

炒柴胡 15 g,当归 15 g,炒白术 20 g,炒白芍 20 g,茯神 15 g,玄参 15 g,煅牡蛎 30 g,浙贝母 15 g,海藻 15 g,昆布 15 g,五味子 10 g,柏子仁 15 g,猪苓 15 g。

7 剂。水煎服,每日 1 剂。嘱患者平时避免过度疲劳,尽量保持情绪稳定,定期复查。

【按】 本病是由于气滞、痰凝、血瘀壅结颈前所引起的,以颈前喉结两旁结块肿大为主要临床特征的一类疾病,主要是指西医学中的甲状腺疾病。本病治疗不足 3 个月,甲状腺功能检查各项指标已恢复正常。情志不畅,肝气郁结,气聚痰凝为本病主要病因,方用疏肝解郁之柴胡,并多配伍白芍以平肝开郁。海藻可消痰软坚散结,常与昆布、浙贝母配伍使用,效果更为显著。海藻、昆布等配伍,增强其软坚散结之力。在原方基础上增加酸甘敛阴之五味子,有益气生津、敛肺、补肾、养心功效。方取生牡蛎平肝潜阳,软坚散结之功。玄参清热凉血,滋阴降火,解毒散结,《名医别录》云:"止烦渴,散颈下核,痈肿……定五脏。"多与生牡蛎、浙贝母等化痰散结、软坚消肿之品同用。连翘消痈散结,为疮家要药,与生地配伍,增加其清热解毒之功。《本草汇言》曰:"柏子仁润燥补髓,养心神、安惊悸之药也。"与煅牡蛎、五味子等配伍可益气养阴,敛肝潜阳。随症化裁:寐差者可配伍炒酸枣仁、夜交藤、龙齿;肢肿者可配伍猪苓、白茅根、木瓜等利水渗湿药物;心悸者可配伍党参、麦冬、五味子。本方疏肝理气、化痰消瘿作用显著,王志刚灵活运用此方多获良效。

案3 (张正海医案)

赵某,女,47岁。

初诊(1996年9月7日)

主诉:颈部肿大6年。

患者甲状腺肿瘤6年。于1999年9月5日趁来天水探亲之际,因颈部包块,在市某医院接受B超检查,提示"甲状腺囊性肿块",大小约5 cm×4 cm。医生建议住院手术治疗,本人因惧怕手术住亲戚家不方便,遂来中医门诊就诊。刻诊:颈部肿物大若鸡卵,触之较软,活动好,伴心跳心慌,胸闷咽哽,双目发胀,烦躁易怒,时自汗出。舌质红,苔黄腻,脉滑数。

中医诊断:瘿病。西医诊断:甲状腺囊肿。

证属:肝郁气滞,久蕴化热,痰热互结。治宜:疏肝理气,豁痰化热,消瘿散结。处方:柴陷汤加味。

柴胡9 g,黄芩9 g,生姜6 g,姜半夏9 g,甘草6 g,玄参15 g,瓜蒌24 g,黄连 g,浙贝母15 g,生牡蛎24 g,炒枣仁15 g,香附9 g,淮小麦30 g。

5剂。水煎频服。

二诊

药后夜寐暂安,胸闷咽哽及烦躁易怒明显好转,汗出减少。颈部包块未见变化。拟应消瘿散结为主兼以疏肝理气,豁痰化热。予《外科正宗》海藻玉壶汤加减。处方:

海藻 15 g,昆布 15 g,海带 15 g,陈皮 6 g,青皮 6 g,半夏 9 g,浙贝母 15 g,炒枣仁 15 g,川芎 6 g,连翘 15 g,百合 15 g,海浮石 24 g。

7 剂。水煎服。

三诊

药后颈部包块稍变软,自己触之较前稍小些,心跳较缓,目胀减轻。

效不更方,以二诊方加蜈蚣一条(研冲)继进 7 剂,水煎服。

四诊

药后颈部包块明显减小,余症继续好转。因患者要回老家,遂以三诊方调整缓服。处方:

海藻 15 g,昆布 15 g,海带 15 g,陈皮 6 g,青皮 6 g,姜半夏 9 g,浙贝母 15 g,炒枣仁 15 g,川芎 6 g,连翘 15 g,百合 30 g,玄参 15 g,蜈蚣 2 条,水蛭 3 g,甘草 6 g,芒硝 6 g,鹿角霜 12 g,黄药子 12 g,穿山甲 9 g,制胆星 9 g,路路通 9 g,龟甲 24 g,桂枝 9 g,鸡内金 12 g,合欢花 15 g。

5 剂。共碾细末,每服 6 g,每日 3 次,饭后服。后电话询访,药未服完肿块全消,当地县医院 B 超复查肿瘤消失。

【按】 祖居乡下,加之龄届更年,情志怫郁,痰凝气滞,久蕴化热,结于颈前,或瘿或瘤,坚积不散,既行又致经脉不利;心跳心慌,胸闷咽哽,双目发胀,烦躁易怒,时自汗出等见症均与此有关。治疗首选柴陷汤加味,以疏肝理气、豁痰化热为主,而辅以消瘿散结。俟全身症状缓解后则转以消瘿散结为主而辅以疏肝理气,豁痰化热。以《外科正宗》海藻玉壶汤加减,先后治达 3 个月而肿块消除。海藻玉壶汤是治疗瘿瘤的常用方剂疗效确切,方中海藻、昆布、海带是消瘿散结的三大主药,再配合浙贝母散结力更强;陈皮、青皮行气开郁;连翘、姜半夏清热化痰;当归、川芎活血;特别是甘草与海藻的相伍,相反相激,功效不菲,打破了十八反的禁区,终药效发挥到极致。本病从病因上讲,巢元方曾在《诸病源候论》中指出:"瘿者由忧恚气结所生,亦由饮沙水,沙随气入脉,搏颈下而成之。"说明居处与忧恚气结是引发瘿瘤的两大原因。其中居住环境与现代病源学,将该病纳入地方病,与水中碘含量低有关。余在多年瘿瘤的治疗观察中,体会到中医对此类疾病很有优势,副作用甚少,软坚散结法再结合体质、兼症等因素,合理用药多获良效,不主张盲目手术。

第二章　乳腺疾病

第一节　乳　岩

一、概述

乳岩是指乳房部的恶性肿瘤,相当于西医学的乳腺癌。其特点是乳房肿块质地坚硬,凹凸不平,边界不清,推之不移,按之不痛,或乳头溢血,晚期溃烂,凸如泛莲或菜花。朱丹溪的《格致余论》亦云:"忧怒抑郁,朝夕积累,脾气消阻,肝气横逆,遂成隐核,如大棋子,不痛不痒,名曰乳岩。"发病机制有:① 情志失调,所愿不遂,肝失调达,气机不畅,气郁则瘀;肝郁克犯脾土,运化失职则痰浊内生,肝脾两伤,经络阻塞,痰瘀互结于乳房而发病。② 饮食失节,久食厚味炙煿则湿热蕴结脾胃,化生浊痰,随气流窜,结于乳中,阻塞经络,气血不行,日久成岩。③ 冲任不调,则气血失和,月经不行,气郁血瘀,阻塞经络,结于乳中而成乳岩。乳岩的发病是情志失调、饮食失节、冲任不调或先天禀赋不足引起机体阴阳平衡失调,脏腑失和而发病。

二、辨证分型

中医根据其病因病机和临床特点进行辨证论治,可以分为以下几种证型。

(一)肝郁痰凝证

乳房部肿块皮色不变,质硬而边界不清;情志抑郁,或性情急躁,胸闷胁

038

胀,或伴经前乳房作胀或少腹作胀,苔薄,脉弦。治以疏肝解郁,化痰散结,常用神效瓜蒌散合开郁散加减。

(二)冲任失调证

乳房结块坚硬,经期紊乱,素有经前期乳房胀痛,或婚后从未生育,或有多次流产史,舌淡,苔薄,脉弦细。治以调摄冲任,理气散结,常用二仙汤合开郁散加减。

(三)正虚毒盛证

乳房肿块扩大,溃后愈坚,渗流血水,不痛或剧痛;精神萎靡,面色晦暗或苍白,饮食少进,心悸失眠;舌紫或有瘀斑,苔黄,脉弱无力。治以调补气血,清热解毒,常用八珍汤加减。

(四)气血两亏证

多见于癌肿晚期或手术、放化疗后,患者形体消瘦,面色萎黄或㿠白,头晕目眩,神倦乏力,少气懒言;术后切口皮瓣坏死糜烂,时流渗液,皮肤灰白,腐肉色暗不鲜;舌质淡,苔薄白,脉沉细。治以补益气血,宁心安神,常用人参养荣汤加味。

(五)脾虚胃弱证

手术或放化疗后食欲不振,神疲肢软,恶心欲呕,肢肿倦怠;舌淡,苔薄,脉细弱。治以健脾和胃,选方参苓白术散或理中汤加减。

三、医案精解

案 (裴正学医案)

李某,女,44岁。

初诊(2012年9月)

主诉:右上肢麻木1年。

2009年5月因右侧乳腺包块,于2009年6月行"右乳区段切除术,右乳腺癌改良根治术"。术后病理:右侧乳腺浸润性导管癌,同侧腋窝淋巴结转移2/13;免疫组化:ER(+++),PR(+++)。术后行6个疗程TAC(紫杉醇＋阿霉素＋环磷酰胺)全身化疗及右乳足程放疗。疗后行内分泌治疗：枸橼酸托瑞米芬 60 mg,每日 1 次,口服。2011 年 7 月出现右侧上肢肿胀麻木,呈进行性加重,加强活动后不见缓解,2012 年 9 月就诊于裴正学处。症见：右上肢沉重麻木,肿胀,近腋下部位硬肿,肩关节不能活动,功能障碍,手掌发麻疼痛,头颈部汗出,形体偏胖,舌质红,舌体胖大,边有齿痕,苔薄白,脉沉滑。查体：右/左上肢肘上 10 cm 处周径 37/30 cm,皮肤硬而韧,肿胀波及整个上肢,皮肤无溃烂,无红肿,肩关节水平外展及向上外展严重受限。

中医诊断：乳岩。西医诊断：乳腺癌术后上肢水肿。

证属：脾虚湿蕴,痰湿阻络。治宜：健脾化痰,温经通络,活血利水。处方：六君子汤加味。

党参 15 g,白术 10 g,茯苓 12 g,制半夏 6 g,陈皮 6 g,木香 6 g,草豆蔻 6 g,甘草 6 g,枳壳 10 g,生姜 10 g,芒硝 10 g(冲服),制乳香 6 g,没药 6 g,川乌、草乌各 15 g(先煎 1 h),细辛 15 g(先煎 1 h),马钱子 1 个(油炸)。

15 剂。水煎分服,每日 2 次。古圣Ⅱ胶囊 2 粒,每日 2 次,口服,嘱患者抬高患肢,促进淋巴回流。

二诊

半个月后再诊,患肢肿胀明显减轻,右/左上肢肘上 10 cm 处周径 33/30 cm,手掌麻木疼痛缓解,前臂可适度抬起。

治疗有效,效不更方,古圣Ⅱ胶囊减量为 1 粒,每日 2 次,口服。

三诊

继续服上方 1 个月,患肢肿胀基本消失,功能恢复,随诊半年,病情稳定,未见复发。

【按】《内经》曰："正气存内,邪不可干。""邪之所凑,其气必虚。"裴正学认为乳腺癌的发生、发展是一个因虚致实(癌)、因实(癌)更虚、虚实夹杂的过程,其病本虚而标实。在乳腺癌术后,放、化疗的使用,在杀灭癌细胞的同时,对人体的正常细胞也产生了毒性作用,使机体骨髓的造血功能受到抑制,脾胃功能受到损伤,出现白细胞、血红蛋白、血小板减等降低,以及出现恶心、呕吐、食欲下降等消化道症状。造成机体的津液损伤、气血不足、肝脾失调、肝肾阴虚、热毒过盛等。因此在乳腺癌的术后病理发展过程中,仍以虚为主,因虚致实,虚实夹杂。本案患者为乳腺癌术后,因其联合放化疗,化疗为热毒之邪,损伤人体正气,故以六君子汤扶正固本,肿瘤侵犯压迫腋窝淋巴管神经,出现右上肢沉重麻木,肿胀,近腋下部位硬肿,肩关节不能活动,功能障碍,手掌发麻疼痛,头颈部汗出,形体偏胖,舌质红,舌体胖大,边有齿痕,苔薄白,脉沉滑。此为脾虚不能运化水饮,痰湿阻络致肢体肿胀,治以当先健脾化痰,方中党参、白术、茯苓、陈皮、制半夏共用,以健脾燥湿化痰,细辛温经通络,乳香、没药活血利水,川乌、草乌除湿温经止痛。

第二节　乳　痈

一、概述

乳痈是由热毒入侵乳房而引起的急性化脓性疾病,相当于西医学的急性化脓性乳腺炎。常发生于产后 1 个月以内的哺乳期妇女,尤以初产妇多见。发生于哺乳期的称"外吹乳痈",占全部病例的 90％以上;发生于妊娠期的称"内吹乳痈",临床上较少见;在非哺乳期和非妊娠期发生的称"不乳儿乳痈",则更少见。临床上以外吹乳痈最为常见。其特点是乳房局部结块,红肿热痛,溃后脓出稠厚,伴有恶寒发热等全身症状。病因病机:① 乳汁郁积是最常见的原因。初产妇乳头破碎,或乳头畸形、凹陷,影响充分哺乳;或哺乳方法不当,或乳汁多而少饮,或断乳不当,均可导致乳汁郁积,乳络阻塞结块,郁久化热酿脓而成痈肿。② 肝郁胃热,情志不畅,肝气郁结,失于疏泄;或产后饮食不节,脾胃运化失司,阳明胃热壅滞,均可使乳络闭阻不畅,郁而化热,形成乳痈。③ 感受外邪,产妇体虚汗出,或露胸哺乳外感风邪,或婴儿含乳而睡,口中热毒之气侵入乳孔,均可使乳络郁滞不通,化热成痈。

二、辨证分型

中医根据病因病机和临床特点,分为以下几种证型。

(一)气滞热壅证

乳汁郁积结块,皮色不变或微红,肿胀疼痛;伴有恶寒发热,周身酸楚,口渴,便秘;苔薄,脉数。治以疏肝清胃,通乳消肿,常用瓜蒌牛蒡汤加减。

(二)热毒炽盛证

乳房肿痛加剧,皮肤焮红灼热,肿块变软,有应指感;或溃后脓出不畅,红肿热痛不消,身热不退,有"传囊"现象,舌红,苔黄腻,脉洪数。治以清热解毒,托里透脓,常用透脓散加味。热甚者,加生石膏、知母、金银花、蒲公英等;口渴甚者,加天花粉、鲜芦根等。

(三)正虚毒恋证

溃脓后乳房肿痛虽轻,但疮口脓水不断,脓汁清稀,愈合缓慢或形成乳漏;全身乏力,面色少华,或低热不退,饮食减少,舌淡,苔薄,脉弱无力。治以益气和营托毒,常用托里消毒散加减。

三、外治疗法

(一)初起

可用金黄散或玉露散加金银花露调糊外敷,或用菊花、蒲公英、仙人掌去刺捣烂外敷,亦可用50%芒硝溶液湿敷。

(二)成脓

脓液形成时,应在波动感及压痛最明显处及时切开排脓。切口位置应选择脓肿稍低的部位,使引流通畅而不致形成袋脓。为避免手术损伤乳络,应做放射状切口,乳晕下脓肿应沿乳晕边缘做弧形切口。

(三)溃后

切开排脓后,可用八二丹或九一丹提脓拔毒,并用药线插入切口内引流,切口周围外敷金黄膏。待脓净后,改用生肌散收口。若有袋脓现象,可在脓腔下方用垫棉法加压,使脓液不致潴留。若有乳汁从疮口溢出,可在患侧加压,促进愈合。形成窦道者,可先用七三丹药捻插入窦道以腐蚀管壁,至脓净改用生肌散、红油膏盖贴直至愈合。

四、医案精解

案　（赵党生医案）

顾某,女,29 岁。

初诊(2018 年 6 月 10 日)

主诉:产后双乳胀痛结块,出乳不畅 3 日。

患者 2018 年 6 月 1 日剖腹诞下一子,子体健,产后 3 日出乳,乳汁量少,日常以混合喂养,每日添加 150 ml。3 日前患者因饮食辛辣致双乳胀痛明显,出乳不畅,甚则点滴难出,乳房触之结块,纳可,寐欠佳,大便干结。诊见:恶寒、发热,周身酸楚,口干,便秘,双乳对称,双乳头无凹陷,无异常分泌物。乳房触诊双乳饱满坚硬,双侧乳房内上象限有 2 处约 2 cm×3 cm 大之肿块,压痛明显,表面皮色微红,边界清,活动度良好,全身未触及明显肿大的浅表淋巴结。舌红苔薄黄,脉弦数。

中医诊断:乳痈。西医诊断:急性化脓性乳腺炎。

证属:气滞热壅。治宜:疏肝清胃,通乳消肿。处方:

全瓜蒌 12 g,牛蒡子 12 g,柴胡 12 g,当归 12 g,路路通 12 g,蒲公英 20 g,王不留行 12 g,漏芦 12 g,桃仁 10 g,墨旱莲 15 g,夏枯草 12 g,赤芍 12 g,黄芩 12 g,陈皮 12 g,连翘 12 g,皂角刺 10 g。

5 剂。水煎服。

外用金黄散加金银花露调敷以收束疮毒,每日 2 次。

二诊

5 日后复诊,患者自诉服药 2 日后,乳汁排出即通畅,目前双乳胀痛结块基本消失,便通眠可,无其他不适症状。嘱其饮食、情绪有节,正常哺乳。

【按】女子乳头属肝、乳房属胃,乳痈与肝胃二经密切相关。新产伤血,肝失所养,肝失疏泄,乳汁分泌或排出失调,加之饮食辛辣,胃中积热,运化失司,更加剧乳汁分泌不足。肝郁胃热,肝胃失和,郁热阻滞乳络,均可导致乳汁瘀积,气血壅滞,郁久化热酿脓而成痈肿。中医治疗本病早期以消为贵,郁滞者以通为主,成脓者以彻底排脓为要。此例患者幸而就诊较早,热虽盛但尚未肉腐成脓,以疏肝清胃,通乳消肿之瓜蒌牛蒡汤加减治之。虑其缘由乳汁郁积,乳络阻塞所致,故加路路通、环留行子、漏芦等,以宣通、行气、活血,使乳络开泄加速下乳;乳中结块明显,故加夏枯草、赤芍、桃仁等活血散结。外用金黄散加金银花露调制成箍围药敷贴以箍集围聚、收束疮毒,促进乳痈早日消散。

第三章 皮肤科疾病

第一节 白 疕

一、概述

白疕因其肤如疹疥,色白而痒,搔起白皮而得名,是一种常见的易于复发的炎症性皮肤病。中医学文献记载有"松皮癣""干癣""蛇虱""白壳疮"等病名,相当于西医的银屑病。其特点是:在红斑上有松散的银白皮磷屑,抓之有薄膜及露水珠样出血点。病程长,反复发作,不易根治。本病多因素体营血亏损,血热内蕴,化燥生风,肌肤失养而成。初因内有蕴热,外感风寒,风热之邪,阻于肌肤,蕴结不散而发,机体蕴热偏盛,或性情急躁,心火内生,或外邪入里化热,或恣食辛辣肥甘及荤腥发物,伤及脾胃,郁而化热,内外之邪相合,蕴于血分,血热生风而发,素体虚弱,气血不足,或病久耗伤营血,阴血亏虚,生风化燥,肌肤失养而成。病程日久,气血运行不畅,以致经脉阻塞,气血瘀结,肌肤失养而反复不愈,热蕴日久,生风化燥,肌肤失养,或流窜关节,闭阻经络,或热毒炽盛,气血两燔而发。

二、辨证分型

中医根据病因病机和临床特点进行辨证论治,可以分为以下几种证型。

(一)血热内蕴证

皮疹多呈点滴状,发展迅速,颜色鲜红,层层银屑,瘙痒剧烈,抓之有点状出血,伴口干舌燥,舌质红,苔薄黄,脉弦滑或数。治以清热凉血,解毒消斑。方用犀角地黄汤加减。

(二)血虚风燥证

病程较久,皮疹多呈斑片状,颜色淡红,鳞屑减少,干燥皲裂,自觉瘙痒,伴口咽干燥,舌质淡红,苔少,脉沉细。治以养血滋阴,润肤息风。方用当归饮子加减。

(三)气血瘀滞证

皮损反复不愈,皮疹多呈斑块状,鳞屑较厚,颜色暗红,舌质紫暗有瘀点,瘀斑,脉涩或细缓。治以活血化瘀,解毒通络。方用桃红四物汤加减。

(四)湿毒蕴阻证

皮损多发生在腋窝、腹股沟等皱褶部位,红斑糜烂,痂屑黏厚,瘙痒剧烈,或掌跖红斑,脓疱,脱皮,或伴关节酸痛,肿胀,下肢沉重,舌质红,苔黄腻,脉滑。治以清利湿热,解毒通络,方用萆薢渗湿汤加减。

(五)火毒炽盛证

全身皮肤潮红,肿胀,灼热痒痛,大量脱皮,或有密集小脓疱,伴壮热,口渴,头痛,畏寒,大便干燥,小便黄赤,舌红绛,苔黄腻,脉弦滑数。治以清热泻火,凉血解毒。方用清瘟败毒饮加减。

外治疗法:进行期宜用温和之剂,常用清热解毒凉血中药如土茯苓、黄柏、冰片、牡丹皮、大青叶等煎汤冷敷,后用黄连软膏外搽。静止期和退行期可用中药药浴,再外搽黄连膏,并以塑料薄膜封包治疗,或者采用针刺、拔罐治疗。

三、医案精解

案 1 (王思农医案)

薛某,男,30 岁。

初诊(2019 年 1 月 8 日)

主诉:全身反复起红斑,瘙痒,脱白色鳞屑 2 年。

于 2019 年 1 月 8 日因全身散在红斑,剧烈瘙痒,反复发作 2 年首次就诊。患者诉 2 年前无明显诱因全身出现松散的红斑,以头部明显,瘙痒剧烈,抓之有银白色鳞屑,遂就诊于某医院,诊治为银屑病,外用膏药治疗后(具体不详)时好时坏,皮损未完全消失,此次因饮酒后全身皮损加重,尤以头部明显,遂来就诊。现症见:头部及四肢可见松散的红斑,上面覆有多层银白色鳞屑,刮去可见薄膜现象及点状出血,舌尖红,苔白腻,脉弦。

中医诊断:白疕。西医诊断:银屑病。

证属:脾虚肝旺。治宜:疏肝健脾,祛风止痒,养血活血。处方:

金银花 12 g,连翘 12 g,当归 20 g,地黄 12 g,茯苓 12 g,猪苓 12 g,泽泻 12 g,柴胡 12 g,苍耳子 12 g,荆芥 12 g,防风 12 g,牛蒡子 12 g,麻黄 9 g,威灵仙 20 g,陈皮 12 g,莱菔子 20 g,焦山楂 20 g,大腹皮 12 g,砂仁 12 g,甘草 12 g,菟丝子 20 g,薄荷 6 g,芦根 9 g,荷叶 9 g。

7 剂。水煎服,每日 1 剂,早晚各 1 次。

二诊

全身仍有大量鳞屑,四肢仍有散在红斑,剧烈瘙痒。

在原方基础上加乌药 9 g、醋香附 9 g、木香 9 g、土茯苓 9 g 理气开郁止痒。7 剂。

三诊

鳞屑变少,但仍有散在红斑,仍感瘙痒。

在原方基础上去猪苓、芦根、荷叶,加乌梢蛇 12 g 搜风通络止痒,光洁皮肤。7 剂。

四诊

患者红斑明显变淡,鳞屑减少,偶感瘙痒。

在原方基础上加白芍 20 g,抑制肥大细胞组胺释放,以修复皮肤。

【按】　患者主要是头部及四肢可见散在分布的小米粒大小的红色丘疹,上面覆有多层银白色鳞屑,刮去可见薄膜现象及点状出血,舌尖红,苔白腻,脉弦。诊断为白疕,证属脾虚肝旺,治以疏肝健脾,祛风止痒,养血活血。方中金银花、连翘清热辟秽解毒;荆芥、防风、牛蒡子消疹止痒,疏风散邪;当归、地黄养血活血;柴胡,疏畅气机,引诸药归肝胆;麻黄、炒苍耳子疏风解表;薄荷疏风利咽;甘草,调和诸药。患者服用药物后,取得了不错的疗效,见图3-1、图3-2。

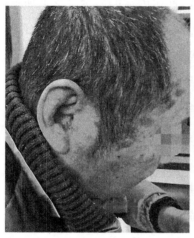 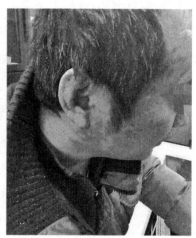

图3-1　患者治疗前　　　　　　图3-2　患者治疗后

案2　(王思农医案)

陈某,女,32岁。

初诊(2019年1月8日)

主诉:颜面、躯干、四肢出现红斑1个月。

2019年1月8日因颜面、躯干、四肢出现红斑1个月首次就诊。患者诉1个月前无明显诱因出现四肢出疹,丘疹扩大呈斑片,上面覆盖鳞屑,逐渐发展到颜面部,在某一诊所诊治无效后,遂来就诊。现症见:颜面、四肢部分布米粒大少的斑丘疹,上面富有大片银白色鳞屑,舌质淡红,苔黄腻,脉弦数。

中医诊断:白疕。西医诊断:银屑病。

证属:肝胆湿热。治宜:清热利湿,养血祛风。处方:

车前草12 g,荆芥12 g,防风12 g,菟丝子20 g,黄连12 g,炒鸡内金20 g,甘草12 g,当归20 g,泽泻12 g,威灵仙20 g,莱菔子20 g,焦山楂20 g,砂仁12 g,荷叶9 g,龙胆12 g,牛蒡子12 g,陈皮12 g,生地12 g,炒苍耳子12 g,炒麦芽20 g,麻黄9 g,栀子12 g,醋青皮12 g,川木通12 g薄荷6 g,芦根 9 g,柴胡 12 g,大腹皮 12 g。

7 剂。水煎服,每日 1 剂,早晚各 1 次。

二诊

皮损无变化,鳞屑仍较多。

在原方基础上去鸡内金、莱菔子,加乌梢蛇 12 g 止痒,光洁皮肤。7 剂。水煎服,每日 1 剂,早晚各 1 次。

三诊

皮损变淡,鳞屑较之前稍减少。

继续当前方药治疗。7 剂。水煎服,每日 1 剂,早晚各 1 次。

四诊

皮损接近正常,鳞屑消失。

在三诊基础上,加川贝母 12 g,收敛解毒。

【按】 患者主要是颜面、四肢部分布米粒大少的斑丘疹,上面富有大片银白色鳞屑,舌质淡红,苔黄腻,脉弦数,诊断为白疕。证属肝胆湿热,治以清热利湿,养血祛风。方中龙胆、车前草、泽泻、木通清利湿热,荆芥、防风、牛蒡子消疹止痒,生地、当归祛风养血,柴胡调畅气机,引诸药归肝胆。患者服用药物后,取得了不错的疗效,见图 3-3、图 3-4。

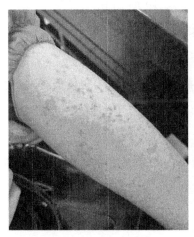 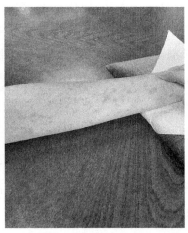

图 3-3 患者治疗前　　　　图 3-4 患者治疗后

案 3 （赵党生医案）

王某,女,37 岁。

初诊(2018 年 3 月 28 日)

主诉:全身多处斑丘疹,伴白色鳞屑 20 年。

自诉 20 年前躯干部出现针头大小的丘疹、斑丘疹,逐渐融合成形态各异的斑块,表面覆盖多层银白色鳞屑,皮肤干燥瘙痒不适。曾于外院就医,诊断为银屑病。予内服、外用药物(具体药名不详),治疗后皮损略微减轻,但每遇受寒感冒容易复发。近 20 年来病情时重时轻,反复缠绵,导致情绪低落,郁闷不舒。半个月前因受凉伤风,全身皮疹又起,且皮损数目逐渐增多,瘙痒剧烈,遂来就诊。头面、躯干、上肢可见黄豆至铜钱大小不等红斑丘疹,双小腿皮损融合成大片斑块,边界模糊,数目较多,散在分布,颜色淡红,皮损表面可见银白色鳞屑,鳞屑易剥除,有点状出血。诊见:患者情绪低落,全身皮肤干燥,夜寐欠安,二便调,舌质淡红苔薄白,脉沉细。

中医诊断:白疕。西医诊断:银屑病。

证属:血虚风燥证。治宜:养血润燥,祛风止痒。处方:

生地 12 g,当归 12 g,赤芍 10 g,黄芪 12 g,荆芥 10 g,川芎 10 g,防风 10 g,制何首乌 15 g,白蒺藜 20 g,白鲜皮 15 g,白花蛇舌草 15 g,乌梢蛇 15 g,紫草 10 g,大青叶 15 g,甘草 10 g。

7 剂。水煎服,每日 1 剂,分早、中、晚 3 次内服。

局部火针治疗(主要针对皮损浸润、肥厚、苔藓样变且瘙痒明显处),3 日 1 次。

二诊

治疗 1 周后复诊,患者情绪稳定,全身未见新发皮疹,原有皮损部分变平,颜色变淡,表面鳞屑较前变薄,面部皮损炎性浸润明显减轻,颜色淡红,皮肤瘙痒大减,睡眠尚可。

原方加香附 10 g,继服 1 周。局部继续火针治疗,4 日 1 次。

三诊

患者情绪较平和,精神可,夜寐安,无瘙痒,无新皮损出现,全身皮损消退,仅遗留色素沉着斑。

继服上方水丸剂1个月巩固治疗,随访1年未见复发。

【按】　银屑病是临床常见病,慢性病程,易复发,反复搔抓等刺激后引起皮损浸润、肥厚、苔藓样变,外用刺激类软膏效果欠佳。本例白疕患者病程日久,阴血耗伤,化燥生风,肌肤失养,加之情绪郁闷不舒,气机壅滞,郁久化火,熏灼肌表而反复发作。以滋阴润燥、祛风止痒的良方当归饮子为基础方,白鲜皮、白花蛇舌草、乌梢蛇解毒通络、祛风止痒,紫草、大青叶清热解毒,凉血消斑。诸药合用共奏滋阴养血、疏肝解郁、清热解毒、祛风止痒之功。我们采用传统火针疗法治疗静止期和退行期银屑病的尝试,经临床应用取得了满意效果,这就为此种疑难病症提供了一种新的治疗途径。《医宗金鉴》载:"火针者,即右之燔针也。凡周身淫邪,或风或水,溢于机体,留而不能过关节,壅滞为病者,以此刺之。"中医学认为火针能"以热引热""火郁发之""去菀陈莝"。火针点刺灼烙,可使针孔开大,出针后针孔不会很快闭合,从而开启经络之外门,驱除水湿之邪为先,泻热解毒,祛痛止痒,以疏其滞,通其络,促进气血流动,风湿热邪无存留之处则病愈。它既有开门驱邪、引热外出、软坚散结的局部作用,又有除湿、祛风、止痒之全身功效。西医学认为,火针直接刺激病灶及反射点,能迅速消除或改善局部组织水肿、充血、渗出、粘连、挛缩、缺血等病理变化,从而加速局部体液和血液循环,旺盛代谢,使受损组织重新修复。用于治疗瘙痒性、增生性、顽固性皮肤病效果显著。

案4　(王锐锋医案)

刘某,女,13岁。

初诊(2014年12月5日)

主诉:躯干、四肢泛发性红斑鳞屑1个月。

因躯干、四肢泛发性红斑鳞屑 1 个月就诊。患者 1 个月前无明显诱因胸腹部出现米粒大小红斑,剧烈瘙痒,曾在某诊所治疗(具体不详),皮疹逐渐增多增大,延及四肢部,红斑上覆白色鳞屑,今来我院治疗。PASI 计分 8.1。刻诊见:胸背及腰腹、四肢泛发米粒至分币大鲜红斑,上覆多层白色鳞屑,刮去鳞屑见薄膜现象及点状出血,瘙痒剧烈,毛发指甲正常,舌红,苔薄黄,脉弦。查血、尿常规均正常。

中医诊断:白疕。西医诊断:寻常型银屑病(进行期)。

证属:热伏营血。治宜:凉血和营。处方:

紫草 10 g,大青叶 10 g,赤芍 20 g,生地 15 g,山豆根 10 g,草河车 10 g,桂枝 6 g,补骨脂 20 g,牛膝 10 g。

10 剂。水煎服,每日 1 剂。

二诊(2015 年 1 月 4 日)

无新发红斑,部分原有红斑色淡,鳞屑变薄,PASI 计分 4.4。

继服 10 剂随诊。

三诊(2015 年 1 月 18 日)

无新发红斑,多数红斑色淡至正常肤色,鳞屑消失,无瘙痒,PASI 计分 0.4。

原方再服半个月后患者皮肤恢复正常,PASI 计分 0,临床判定痊愈。8 个月后随访无瘙痒及皮疹。

【按】 银屑病为易复发的慢性炎症性皮肤病,中医学属"白疕"范畴。多因气机壅滞、郁而化火、热蕴营血、肌肤失养而发病。王锐锋认为热伏营血为其根本。热久生风、生痒,营血亏损以致血燥;热邪内蕴,脉络不畅必生血瘀。热除则营血和,热祛则燥无助、瘀无形。故而确立凉血和营为治疗本病的总则。方中紫草、大青叶、生地、山豆根、草河车清热凉血,仲景之桂枝、芍药和营安血;更以补骨脂益元气,且引火归元;"凉、散、归"三法齐出,共奏清热凉血、和营润燥之功。

案 5 （王文春医案）

杨某,女,31 岁。

初诊(2005 年 11 月 9 日)

主诉:全身起红疹伴有白色鳞屑半年。

近半年来头皮、躯干、四肢先后起红疹,上覆白色鳞屑,曾诊断为"银屑病",使用多种药物均未治愈。平素月经不调,每逢月经来潮时新起皮疹且自觉瘙痒,口苦咽干,食少纳呆,四肢无力,白带多而清稀,食生冷时加重。诊查:头皮、躯干、四肢散在粟粒至黄豆大红色斑丘疹,表面覆银白色鳞屑,部分皮损融合成小片,头皮前后发际皮疹较密集,可见束状头发。舌质红、苔薄黄、脉弦滑。

中医诊断:白疕。西医诊断:银屑病。

证属:血虚生风。治宜:调和冲任,活血养血,健脾除湿。处方:

丹参 15 g,赤芍 15 g,当归 10 g,香附 10 g,益母草 10 g,生白术 10 g,生枳壳 10 g,生薏苡仁 30 g,赤石脂 30 g,厚朴 10 g,土茯苓 30 g,紫草 20 g,板蓝根 30 g,马齿苋 20 g。

10 剂。水煎服,每日 2 次。

外用侧柏叶 100 g、苦参 50 g、皂角 25 g。煎汤沐浴后,用 5％黑豆馏油与 5％水杨酸软膏交替外擦。

二诊(2005 年 11 月 20 日)

白带明显减少,未起新疹,瘙痒也明显减轻。皮疹变淡,浸润变薄,鳞屑减少。舌质红,苔薄黄,脉弦滑。治宜:调和冲任,活血养血,健脾除湿。处方:

丹参 15 g,当归 10 g,香附 10 g,黄芩 10 g,益母草 10 g,生白术 10 g,生枳壳 10 g,生薏苡仁 30 g,厚朴 10 g,土茯苓 30 g,紫草 15 g,板蓝根 30 g。

10 剂。水煎服,每日 2 次。

三诊(2005 年 11 月 30 日)

皮疹变淡,浸润变薄,鳞屑消失。白带极少,月经来潮较前规律,食纳改

善,腹胀乏力缓解。舌质红,苔薄,脉弦。治宜:调和冲任,活血养血,健脾除湿。处方:

丹参 15 g,当归 10 g,香附 10 g,黄芩 10 g,益母草 10 g,生白术 10 g,生枳壳 10 g,生薏苡仁 30 g,厚朴 10 g,土茯苓 30 g,紫草 15 g,板蓝根 30 g,桃仁 10 g,红花 10 g,夜交藤 30 g,鸡血藤 15 g。

30 剂。水煎服,每日 2 次。

四诊(2005 年 12 月 30 日)

服上方 1 个月皮疹逐渐消失,浸润变薄,鳞屑消失。白带量少,月经来潮规律,食纳改善,腹胀乏力缓解。临床治愈。舌质红,苔薄,脉弦。治则:调和冲任,活血养血,健脾除湿。处方:

丹参 15 g,当归 10 g,香附 15 g,板蓝根 30 g,红花 10 g,夜交藤 30 g,鸡血藤 15 g,黄芩 10 g,益母草 10 g,生白术 10 g,厚朴 10 g,土茯苓 30 g。

水煎服,每日 2 次。

【按】 根据白疕的临床特征,可分为寻常型、脓疱型、关节型、红皮病型四种类型。本病属于寻常型,皮损初起为针尖大小的丘疹,逐渐扩大为绿豆、黄豆大小的淡红色或鲜红色丘疹或斑丘疹,可融合成形态不同的斑片。边界清楚,表面覆盖多层干燥银白色鳞屑,刮除鳞屑则露出发亮的半透明薄膜,出现多个筛状出血点。发生在头部,其发呈束状,但毛发正常,无脱落;发生在指甲,则甲板呈顶尖状;发生在黏膜,则口腔呈灰白色斑块,四周红晕,基底浸润;发生在龟头,则为光滑,干燥性红斑,边界清楚,刮之有白色鳞屑。皮损可发生于身体各处,对称分布。初发时多在头皮及肘、膝关节等处。临床可见点滴状、钱币状、地图状、蛎壳状、混合状等多种形态。

本病应该注意预防与护理:① 预防感染和外伤,在秋冬及冬春季节交替之时,要特别注意预防感冒、咽炎、扁桃体炎。对反复发作的扁桃体炎合并扁桃体肿大者,可考虑手术摘除。② 忌食辛辣发物,戒烟酒,多食新鲜蔬菜和水果。③ 避免过度紧张劳累。生活要有规律,保持情绪稳定。④ 急性期或红皮病型不宜用刺激性强的药物,忌热水坐浴。

案 6　（廖志峰医案）

陈某,男,38 岁。

初诊(2012 年 3 月 21 日)

主诉：全身起鳞屑性红斑 8 年。

患者于 8 年前双膝附近出现红色点状皮疹,未引起注意。此后,红色点状皮疹渐及全身,起白色鳞屑,皮肤奇痒难忍,影响睡眠和工作。曾口服"白血宁",外用药水治疗 2 月余,皮肤损害消失,约 1 年半后又复发。曾肌内注射维生素 B_{12},口服泼尼松,外用"芥子气软膏"等法治疗,病损有所减轻,但不彻底。本次发作在春季,经熟人介绍,前来诊治。症见红色斑片状皮疹遍及头部、四肢、躯干,脱屑,瘙痒较重,大便偏干,小便正常。查体：整个头皮覆盖有白色增厚的鳞屑性红斑,背、腰、胸部及四肢有大片状白色增厚的鳞屑性红斑,大者如手掌,小者如钱币,背、胸部损害相互融合,最为严重,四肢部以膝前肘后较严重,鳞屑增厚约 3 mm。口腔、指、趾甲为侵犯。舌质红,苔薄白,脉弦细。

中医诊断：白疕。西医诊断：寻常型银屑病(进行期)。

证属：血热。治宜：凉血养血,清热解毒,祛风止痒。处方：

连翘 15 g,生地 20 g,赤芍 15 g,何首乌 20 g,苦参 10 g,黄柏 5 g,升麻 10 g,防风 5 g,白蒺藜 5 g,升麻 10 g,当归 10 g,知母 15 g,甘草 5 g。

14 剂。水煎服,每日 1 剂,分 2 次口服。

二诊(2012 年 4 月 5 日)

效果明显,皮疹色泽变淡红,鳞屑减少,瘙痒减轻,大便通畅。

效不更方,继续服用上药。21 剂。

三诊(2012 年 4 月 27 日)

患者自认为疗效极好,故本次服药 21 剂,方来复诊。服药至今无不良反应,饮食如常,大便成形而不稀。检查：头部、前胸部、下肢及上臂等处的红斑及鳞屑完全消失,留色素沉着,而背部仍有 3～4 个红色带鳞屑的损害,双肘部鳞屑较厚。鉴于疗效显著,故在上述基本治疗原则下,加重养血活血之药。处方：

葛根 15 g,生地 20 g,赤芍 15 g,当归 15 g,川芎 10 g,何首乌 20 g,连翘 15 g,升麻 10 g,苦参 10 g,白蒺藜 5 g,香附 15 g,甘草 5 g。

煎服法同前。

四诊(2012 年 5 月 10 日)

患者全身皮损全部消失,部分皮肤处留少许色素沉着斑。提示银屑病临床治愈。

原方不变,再服 7 剂,巩固疗效。

【按】 该患者属寻常型银屑病,病变范围广,满布全身,中医辨证为血热证,故采用凉血养血、清热解毒、祛风止痒的方法治疗,用药 55 余剂,结果自觉症状和体征完全消失。方中生地、赤芍清热凉血,以清血分之热;当归、川芎养血活血润燥;连翘、黄柏、何首乌清热泻火解毒;白蒺藜、白鲜皮、苦参祛风除湿止痒;升麻透邪外出;知母清气分热邪;血之气不能正常运行,聚而生热,故用香附理气;甘草调和诸药。

◎ 第二节 白驳风 ◎

一、概述

白驳风是指以皮肤出现大小不同形态各异的白斑为主要临床表现的后天性局限性色素脱失性皮肤病。中医文献中又有"白癜""白驳""斑白""斑驳"等名称。本病相当于西医学的白癜风。临床特点是皮肤白斑可发生于任何部位任何年龄,单侧或对称,大小不等,形态各异,与周围正常皮肤的交界处有色素沉淀圈,边界清楚,亦可泛发全身,慢性病程,易诊难治。本病深肤色人群较浅肤色者发病率高。白癜之名首见于《诸病源候论·白癜候》曰:"白癜者,面及颈项、身体皮肤肉色变白,与肉色不同,亦不痒痛,谓之白癜。"本病总由气血失和、脉络瘀阻所致。情志内伤,肝气郁结,气机不畅,复受风邪,搏于肌肤;或素体肝肾虚弱;或亡精失血,伤及肝肾,致肝肾不足,外邪侵入,郁于肌肤;或跌打损伤,化学灼伤,脉络瘀阻,毛窍闭塞,肌肤腠理失养,酿成白斑。

二、辨证分型

中医根据病因病机和临床特点进行辨证论治,可以分为以下几种证型。

(一)肝郁气滞证

白斑散在渐起,数目不定;伴有心烦易怒,胸胁胀痛,夜寐不安,女子月经不调;舌质正常或淡红,苔薄,脉弦。治以疏肝理气,活血祛风。常用逍遥散加减。

(二)肝肾不足证

多见于体虚或有家族史的患者。病史较长,白斑局限或广泛;伴头晕耳鸣,失眠健忘,腰膝酸软;舌质红,少苔,脉细弱。治以滋补肝肾,养血祛风。常用六味地黄丸加减。

(三)气血瘀滞证

多有外伤,病史缠绵。白斑局限或广泛,边界清楚,局部可有刺痛;舌质紫暗或有瘀斑,瘀点,苔薄白,脉涩。治以活血化瘀,通经活络。常用通窍活血汤加减。

三、医案精解

案1　(唐士诚医案)

妥某,女,14岁。

初诊(2011年3月2日)

主诉:双眼上下睑皮肤部位及脐部皮肤点片状白色皮损1年。

双眼上下睑皮肤部位及脐部皮肤点片状白色皮损1年。1年前其母发现女儿双眼睑上下0.1 cm×0.5 cm,腹部脐下1 cm×2 cm及1 cm×3.3 cm白癜风样皮损。未予治疗,半年后皮损有所扩大,在某皮肤医院诊断为白癜风,经外治及内服西药治疗半年,无明显疗效,皮损部位有继续扩大之势。症见:双眼睑上下多个0.1 cm×0.5 cm,脐下2 cm×3 cm及3 cm×3 cm白癜风样皮损,全身无明显不适,月经,二便正常,苔薄白。脉沉细。

中医诊断:白驳风。西医诊断:白癜风。

证属:风湿夹杂,气血瘀滞。治宜:祛风除湿,活血化瘀。处方:白驳丸加减。

紫草50 g,降香50 g,白药子50 g,白薇50 g,红花50 g,桃仁50 g,何首乌50 g,苍术20 g,龙胆草20 g,海螵蛸35 g,草河车50 g,甘草35 g,刺蒺藜150 g,僵蚕60 g,乌梢蛇60 g,黑芝麻60 g,牡丹皮60 g,地骨皮60 g,鸡内金60 g,枸杞60 g,阿胶100 g,黄芪60 g,当归60 g,三七100 g,陈皮60 g,半夏60 g。

配上方,共研细末,蜜和为丸,每丸9克,每日3次,每次2丸。

二诊(2011年6月2日)

服药3个月,皮损中间出现多个点片状。

配方初见疗效,原方继服。

三诊(2011年9月25日)

服药近半年眼睑部、脐腹部白癜风样皮损完全恢复正常。

为巩固疗效原方继服3个月。随访1年无发作。

【按】 白驳风又名白癜风。白癜风见于《备急千金要方》,是一种常见多发的色素性皮肤病。该病以局部或泛发性色素脱失形成白斑为特征,是一种获得性、局限性或泛发性皮肤色素脱失症。属气血失和,血不荣肤而成。白癜风发病多无定处,全身各部位均可发生,常见于指背、前臂、颜面、颈项及生殖器周围等。该例属风邪袭表,腠理不密,治宜祛风胜湿,活血理气。

此方是出自《简明中医辞典·白驳片》加减。刺蒺藜又名白蒺藜原方750 g,本方用减至150 g,其苦辛微温,入肝、肺经,具有疏肝、祛风、明目,治疗风疹瘙痒;紫草,苦寒,入心、肝经,凉血、解毒、滑肠。治温热斑疹、紫癜、湿热黄疸;白药子,苦辛凉,入脾、肺、肾经,祛风利水,清热解毒,止血消肿;白薇疏散血分之风,助当归、桃仁、红花、三七、降香活血祛瘀;僵蚕、乌梢蛇、草河车为血肉有情之物,滋阴养血,助黄芪、甘草、牡丹皮,行卫外固表之功。阿胶、三七、枸杞养血补血助刺蒺藜、龙胆草疏肝祛湿;苍术、黑芝麻、半夏、何首乌燥湿健脾,改善色素剥脱。因该病成因复杂,根治困难,该方久服易伤脾胃,故方中加陈皮、牡丹皮、地骨皮、鸡内金,以健脾理气、和胃祛湿,护助胃气。全方诸药共奏祛风渗湿,活血理气之效。

案2 （赵党生医案）

简某,女,38岁。

初诊(2018年5月12日)

主诉:右手前臂起多处乳白色斑片半年。

患者自诉半年前右手前臂出现多处形状不一,大小不等的乳白色斑片,不痛不痒,且进行性加重。2017年12月份曾在某医院行伍德灯、皮肤CT等检查确诊为"白癜风",遂口服泼尼松、紫外光照射后,病情得到控制,症状有所缓解,但一直未能治愈且有复发。为求进一步诊治,遂来我院门诊就诊。诊见:右手前臂5处形态不一,3 cm×5 cm大小的乳白色斑片,部分白斑中央可见少许色素沉着,右手腕背部可见4处黄豆大之乳白色斑片,白斑内毛发也有变白,伴腰膝酸软,失眠健忘,五心烦热,舌红少苔,脉沉细。

中医诊断:白驳风。西医诊断:白癜风。

证属:肝肾阴虚,外邪郁肤。治宜:滋补肝肾,养血祛风。处方:

熟地15 g,山茱萸12 g,山药12 g,牡丹皮10 g,泽泻10 g,茯苓10 g,荆芥10 g,防风10 g,沙苑子10 g,白蒺藜6 g,柴胡6 g,紫背浮萍10 g,赤芍10 g,补骨脂15 g,女贞子15 g,枸杞子15 g,甘草6 g。

7剂。水煎,分早、中、晚3次服用。

结合火针疗法,每周1次。火针疗法技术要点:中药表面麻醉剂局部麻醉 30 min;针具在酒精灯外焰上加热以针尖烧至火红(灰白色)为度;精准地刺入白斑之阿是穴,深度以刺透表皮层直至真皮浅层为度;频率 1～2 次/s,快进速出;密度一般为 10 针/cm²,直至白斑区满布针点。

二诊

腰膝酸软,五心烦热症状有所缓解,每周复诊 1 次。

原方基础上进行药物药量加减,每次 7 剂,火针治疗同前。1 月余后,白斑全部着色,全身不适症状均消失。

【按】 白驳风治疗提倡多种方法联合应用,以相互协同,提高疗效,缩短病程,减少不良反应的发生。治疗以扶正祛邪、标本兼治、内外结合为原则。本患者白斑皮损进行性加重,且伴有腰膝酸软、失眠健忘、五心烦热、舌红少苔、脉沉细等肝肾阴虚之象,治宜滋补肝肾,养血祛风。故用熟地、山茱萸、山药、沙苑子、女贞子、枸杞子滋补肝肾,以牡丹皮、泽泻、茯苓三泻药使滋补而不留邪,荆芥、防风、白蒺藜、柴胡、紫背浮萍、赤芍、补骨脂等养血祛风,活血通络,甘草调和诸药。结合火针标本同治,内外兼顾。实验表明火针点刺具有"损其有余,补其不足"的双重功效。火针的机械刺激破坏了真皮—表皮细胞之间的连接结构,使位于毛囊外毛根鞘的处于休眠状态的黑素细胞迅速被激活、增殖,进而快速迁移至皮损处的表皮内,最终导致白斑的复色。

案3 (王思农医案)

患者,女,26 岁。

初诊(2000 年 4 月 23 日)

主诉:手部、腹部可见散在色素脱落斑半年。

手部、腹部可见散在色素脱落斑,平素心情欠佳,时有心烦口苦,月经先期,有血块,春夏季节病情加重,秋冬季病情稳定,舌红苔黄腻,脉滑数。辨证为肝郁化火,血热生风。

中医诊断:白驳风。西医诊断:白癜风。

治法：疏肝理气，活血祛风。处方：龙胆泻肝汤加减。

龙胆 12 g，车前草 12 g，生地 12 g，当归 20 g，泽泻 12 g，蒲公英 12 g，鱼腥草 12 g，黄连 12 g，威灵仙 20 g，柴胡 12 g，砂仁 12 g，炮穿山甲 6 g，甘草 12 g，麻黄 9 g，连翘 9 g，赤小豆 9 g，败酱草 9 g，淡附片 6 g，细辛 3 g，川木通 12 g，炒栀子 12 g，血竭 3 g。

8 剂。水煎服，每日 1 剂。

配合补骨脂酊剂涂抹，每日 3 次，嘱患者用药之后适度晒太阳。

二诊(2000 年 8 月 4 日)

腹部色素脱落处面积缩小，心烦口苦减轻，纳食欠佳，睡眠欠佳，二便可。

上方去淡附片，加醋香附 12 g、木香 12 g、乌药 12 g。7 剂。水煎服，每日 1 剂。

三诊(2000 年 12 月 3 日)

手部、腹部色素脱落，斑面积明显减小，心情畅，睡眠佳，饮食可。

上方继服 7 剂，病情好转。

【按】　王思农主张"急则治其标，缓则治其本，标本兼治，以达其效"，患者平素心情欠佳，考虑为肝郁气滞，肝失调达，气机不畅，时有心烦口苦，为肝郁化火；月经先期，有血块，为血热破血妄行、气滞血瘀而致；春夏季节病情加重，秋冬季病情稳定，舌红苔黄腻，脉滑细数，为郁火暗耗阴血，肾阴亏耗，春夏季节阳气旺盛，助热邪进一步耗伤阴血，肌肤失其濡养，故病情加重，拟方为龙胆泻肝汤，以达清热、疏肝、健脾、养血之功效；气不顺则血不行，故加血竭、木通活血化瘀；肺主皮毛，加麻黄、连翘以达宣肺散风之效；气郁化火，暗耗阴血，故加生地、当归以滋补阴血。配合补骨脂酊剂外用，内外结合治疗，故临床显效。

案 4　（王思农医案）

刘某，男，10 岁。

初诊

主诉：后背、腹部散在白斑 7 年。

3 岁时后背及腹部出现散在白斑，家长未重视，后逐渐扩大，就诊多家医院，诊为白癜风，多方医治，病情未见好转，现后背、腹部、下肢大面积色素脱落，双手也有散在黄豆样大小白斑，详问病史，其母 40 岁生产，患者上学注意力难以集中，平素汗出较多，纳食欠佳，夜寐欠安，舌红少苔，脉虚弱无力。

中医诊断：白驳风。西医诊断：白癜风。

证属：血虚受风，肝肾亏虚。治宜：养血祛风，补益肝肾。处方：六味地黄丸加减。

党参 15 g，白术 10 g，茯苓 15 g，黄芪 30 g，丹参 20 g，半夏 10 g，陈皮 10 g，鸡内金 10 g，女贞子 15 g，墨旱莲 15 g，生地 20 g，麦冬 10 g，枸杞子 10 g，牡丹皮 10 g，炙何首乌 30 g，防风 6 g，浮萍 20 g，淡附片 6 g。

水煎服，每日 1 剂。

配合补骨脂酊剂涂抹，每日 3 次，嘱患者用药之后适度晒太阳。

二诊

治疗 1 个月，纳食好转，睡眠安稳，未见白斑扩大，继续服用。时值春季再次就诊，白斑扩大，口干，身体燥热，夜寐易醒。

去浮萍、防风，加龟甲 20 g、沙参 10 g、玉竹 10 g，生地加至 30 g，当归 30 g。水煎服，每日 1 剂。

三诊

服用半个月后，燥热减轻，口干消失，白斑扩大得到控制，去龟甲，加浮萍 20 g、防风 6 g、桑叶 10 g。水煎服，每日 1 剂。

四诊

服用 2 月余，后背及腹部开始有黑色皮肤生成。

续服上方。

五诊

治疗半年余，皮损部大面积黑色皮肤生成。

改原方配制丸药以善后。

【按】 王思农主张"治病必求于本",患者其母 40 岁受孕产子,考虑到先天肾精不足,又患儿注意力不集中,纳食欠佳,辨证为脾肾两虚,治以健脾补肾、养血祛风之法,时值春季阳气上升,暗耗阴血,故出现身体燥热,血不荣肤,白斑扩大,遂加龟甲、生地、当归、沙参、玉竹,去防风、浮萍,以滋补阴血为主,欲先散之,必先充之。身热消失后,加散风药,使药达肌肤,配合补骨脂酊剂外用,内外结合治疗,顽疾得除。

第三节　扁瘊病

一、概述

扁瘊是一种多发生于颜面或手背的米粒大小、扁平,稍高起皮面的小疣。俗称"瘊子"。中医多责之气血失和,腠理不密,因而肝热、风毒、血瘀、风热毒邪结于肌肤而成本病,相当于西医的扁平疣。多发于暴露部位,如面部、手背,好发于青少年。皮损处呈米粒至高粱粒大小扁平丘疹,表面光滑,孤立散在,淡黄褐色或正常皮肤色,或微痒,有自家接种的特点,可见同形反应。中医称为"扁瘊""千日疮"。认为多由肌肤腠理不密,风热邪毒侵入体内或体内肝虚血燥,筋气不荣,湿热毒邪外发郁积皮肤而发病。

二、辨证分型

中医依据其病因病机及主症进行辨证施治,可以分为以下几种证型。

（一）热毒蕴结证

皮疹淡红,数目较多,伴口干不欲饮,身热,大便不畅,尿黄,舌质红,苔白或腻,脉浮数。治以清热解毒,疏风散结,方多以银翘散化裁。

（二）热蕴络瘀证

病程较长,皮疹黄褐或暗红,可有烦热。舌暗红,苔薄白,脉沉缓。治以清热化瘀,通络散结,方以五味消毒饮合通窍活血汤化裁。

（三）湿热蕴结证

疣粒饱满灰暗,大便不畅,舌边尖红,苔白腻或黄腻,脉滑或濡。治以清热化湿,解毒散结,治以五神汤化裁。

三、医案精解

案 （杨家蕊医案）

初诊

潘某,男,16岁。

主诉:面部出淡褐色扁平丘疹3个月,加重半个月。

面部出淡褐色扁平丘疹3个月,加重半个月,舌淡红,苔白稍腻,脉濡,属中医扁瘊的范畴。病史:患者3个月前,面颊部起零星淡褐色扁平丘疹,近半个月来疹子大量增多微痒,曾自己以为是青春痘,自涂市售治痘药膏（不详）不见效,偶痒时用指甲掐之,今来我院想服中药调理治疗以期痊愈。述平素经常舌苔白腻,面部皮疹处偶痒,初诊:察之患者面部可见淡褐色扁平丘疹,舌淡红,苔白稍腻,脉濡。

中医诊断:扁瘊。西医诊断:扁平疣。

证属:脾胃壅湿,外感风毒,相互蕴结,发越于面部肌肤,发为本病。治宜:健脾化湿,疏风解毒。处方:平胃汤合麻杏薏甘汤化裁。

苍术10g,厚朴10g,陈皮15g,麻黄6g,杏仁10g,薏苡仁30g,木贼20g,香附10g,败酱草15g,山慈菇8g,蜂房10g,浮萍10g,防风10g,苍耳子15g,甘草15g。

7剂。凉水煎服,每日1剂,1剂两煎兑匀分两次服,上、下午各服1次。

外用:香附30g,陈皮30g,苦参30g,苍耳子30g泡酒外搽,每日2次。

医嘱:勿食辛腥发物,勿搔抓以免传染。

二诊

患者经上药内服外用后,皮疹色变淡,部分已不明显。

效不更方,还用上方继服,7剂。外用同前。

三诊

皮疹隐退三分之一,其余皮疹也变平,没以前明显。

上方去杏仁,加薄荷6g、白芷10g。7剂。外用同前。

四诊

皮疹已经全部消退,为防再起,予健脾利湿、祛风解毒之剂,自拟方服之调理。处方:

党参15g,白术10g,土茯苓15g,蜂房15g,白花蛇舌草15g,防风10g,马齿苋15g,茵陈10g,黄芩10g,甘草20g。

10剂。煎服法同前。

【按】 中医治疗扁瘊方法甚多,本人在诊治中体会本病以内有湿邪、外感风毒居多。脾虚不运水湿内生,湿滞日久又反耗伤脾胃,湿气黏滞不易骤消,故本病迁延难愈。本例患者即是此证候,故予健脾利湿之平胃汤,又予祛风除湿之麻杏苡甘汤合方,并加木贼、香附、蜂房、山慈菇、苍耳子解毒散结,又予防风、浮萍祛风散表引邪外出,引药外行,合方共奏祛湿解毒、消疣健肤之功。

第四节 粉 刺

一、概述

粉刺是一种累及毛囊皮脂腺单位的慢性炎症性皮肤病,中医又称为"肺风粉刺""面疮""酒刺"等。《医宗金鉴·外科心法要诀》记载:"肺风粉刺,此证由肺经血热而成,每发于面鼻,起碎疙瘩,形如黍屑,色赤肿痛,破出白粉汁,日久皆成白屑,形如黍米白屑。"本病以颜面、胸、背等处出现粉刺、丘疹、脓疱为主,多伴有皮脂溢出。青春期男女多发。中医认为粉刺多与素体阳热偏胜、饮食、情志等因素有关。其病因病机较为复杂。青年人气血旺盛,加之素体阳热偏盛,肺经壅热,复感风邪,熏蒸面部而发;或过食肥甘厚味,助湿化热,上蒸于面部而发;肺胃积热,久蕴不解,化湿生痰,痰湿互结致结节、囊肿等。

二、辨证分型

中医根据其病因病机和临床特点进行辨证论治,可以分为以下几种证型。

（一）肺经风热证

症见颜面潮红,丘疹色红,或有脓疱,有的伴有痒感,兼见口干渴,大便秘结,小便短赤,舌质红,苔薄黄,脉弦滑或浮数。治以疏风清肺。常用枇杷清肺饮加减。

（二）肠胃湿热证

症见皮疹红肿疼痛,或有脓疱,伴有口臭、便秘、尿黄、纳呆、腹胀,舌红苔黄腻,脉滑数。治以清热除湿解毒。常用茵陈蒿汤加减。

（三）痰湿淤滞证

症见皮疹反复发作,且色暗红,经久不消,以结节、脓肿、囊肿、瘢痕为主,伴腹胀纳呆,舌质暗红,苔黄腻,脉弦滑。治以祛湿化痰,活血散结。常用二陈汤合桃红四物汤加减。

三、医案精解

案 1 （王思农医案）

李某,男,23 岁。

初诊(2019 年 1 月 15 日)

主诉:两面颊出红色丘疹、结节、脓肿、瘢痕 5 年。

患者自述 5 年前无明显诱因出现两面颊红色丘疹,后期以结节、脓肿、瘢痕为主,患者曾间断求医治疗,效果不佳,具体所用药物不祥。症见:两面颊暗红色丘疹,以结节、瘢痕为主,色素沉着较深,饮食、睡眠尚可,二便正常,舌质暗红,苔黄腻,脉弦滑。

中医诊断:粉刺。西医诊断:痤疮。

证属:痰湿淤滞。治宜:祛湿化痰,活血散结。处方:桃仁红花龙胆汤加减。

当归20 g,川芎12 g,地黄12 g,桃仁9 g,红花9 g,龙胆草12 g,车前子12 g,泽泻12 g,川木通12 g,陈皮12 g,砂仁12 g,麻黄6 g,炒苍耳子9 g,焦山楂20 g,炒麦芽20 g,赤芍12 g,败酱草12 g,白头翁20 g,甘草12 g。

7剂。水煎,早晚各1次,每日1剂。

外敷面膜处方:黄芩颗粒2 g,黄柏颗粒2 g,黄连颗粒2 g,白及颗粒2 g,苦参颗粒2 g,茯苓颗粒2 g,白芷颗粒2 g,丹参颗粒2 g,血竭颗粒2 g,薄荷颗粒2 g。

7剂。外用,每晚1次,每日1剂。

二诊(2019年1月22日)

口服中药7剂,外敷中药面膜1周后,患者面颊结节减少,瘢痕较前明显减轻,色素沉着减少,饮食、睡眠尚可,二便正常,舌质暗红,苔薄腻,脉弦滑。

内服中药原方的基础上,加蒲公英12 g、鱼腥草20 g,加强其祛瘀消痈的功能。中药面膜原方不变,继续服用7剂中药,外敷面膜1周,观察其疗效。

【按】　王思农注重"西病中治,中药西用"的思想。故内服中药、外敷中药面膜联合应用治疗此病。本患者之症,暗红色丘疹,以结节、瘢痕为主,舌质暗红,苔黄腻,脉弦滑。证属痰湿瘀滞。治宜祛湿化痰,活血散结。故用川芎、桃仁、红花、赤芍活血化瘀,当归、生地养血滋阴,龙胆草、车前子、川木通、泽泻祛除湿热,陈皮、砂仁祛痰化湿,麻黄、炒苍耳子里所含多种成分可用于抗炎、杀菌,败酱草、白头翁以祛瘀消痈,焦山楂、炒麦芽以合胃消食,甘草调和诸药。王思农在内服药物的基础上外加中药面膜,用于清热解毒,抗菌抗炎,内外联合应用,临床治疗此病收到了良好的效果,也体现了"西病中治,中药西用"的思想。如图3-5、图3-6。

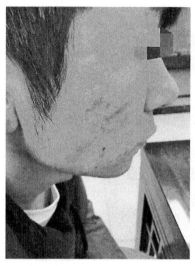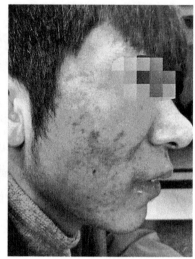

图 3-5 患者初诊　　　　　　　　图 3-6 患者二诊

案 2 （王思农医案）

马某,女,31 岁。

初诊(2019 年 3 月 1 日)

主诉:满脸出现红色丘疹半年。

患者自述半年前无明显诱因满脸出现红色丘疹,遂前往当地医院就诊,给予相应治疗后,具体药物不祥,未见明显好转。症见:满脸皮肤油腻,有散在红色丘疹,额头、两面颊以结节、脓疱为主,饮食、睡眠尚可,大便秘结,小便正常,舌质红,苔黄腻,脉滑数。

中医诊断:粉刺。西医诊断:痤疮。

证属:肠胃湿热。治宜:清热祛湿解毒。中药处方:茵陈汤加减。

茵陈 12 g,栀子 12 g,金银花 12 g,连翘 12 g,当归 20 g,生地 12 g,茯苓 12 g,猪苓 12 g,泽泻 12 g,荆芥 12 g,防风 12 g,炒苍耳子 12 g,焦山楂 12 g,鸡内金 12 g,砂仁 6 g,甘草 6 g。

7 剂。水煎,早晚各 1 次,每日 1 剂。

外敷面膜处方:黄芩颗粒 2 g,黄柏颗粒 2 g,黄连颗粒 2 g,白及颗粒

2 g,苦参颗粒2 g,茯苓颗粒2 g,白芷颗粒2 g,丹参颗粒2 g,川贝母颗粒2 g,薄荷颗粒2 g。

外用,每晚1次,每日1剂。

二诊(2019年3月15日)

口服中药14剂,外敷中药面膜2周后,患者面部仍有红色丘疹,额头、两面颊结节、脓疱基本消失,饮食、睡眠尚可,二便正常,舌质红,苔薄,脉滑数。

在口服中药原方基础上去除砂仁6 g,加菟丝子12 g,薄荷12 g,二药联合以抗过敏。外敷中药面膜原方基础上加珍珠母2 g。继续服用7剂中药,外敷面膜1周。

【按】 王思农结合"治外必本诸内""西病中治,中药西用"的思想,内外兼治,以期达到治疗此病的目的。本患者之红色丘疹,额头、两面颊以结节、脓疱为主;舌质红,苔黄腻,脉滑数。证属肠胃湿热。治宜清热祛湿解毒。故用茵陈、栀子以清湿热;金银花、连翘以清热解毒;当归、生地以滋阴养血;茯苓、猪苓、泽泻以祛湿;焦山楂、鸡内金、砂仁以消食和胃;荆芥、防风、炒苍耳子以祛风解表,宣通壅结达到消疮的功效。王思农在内服药的基础上加外用中药面膜,以内治外,以外治外,在临床上取得了良好的效果。如图3-7、图3-8所示。

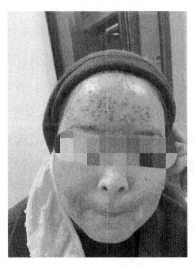
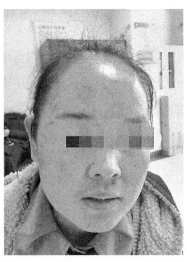

图3-7 患者初诊 图3-8 患者二诊

案 3 （王德林医案）

王某,女,18 岁。

初诊（1997 年 4 月 28 日）

主诉:面部、鼻周围及额部出现红色丘疹 3 周。

面部、鼻周围及额部化脓性痤疮,周围皮肤色红,已 2～3 周,近 2 日痒,并有大便干结、口干等,苔薄白,脉滑。

中医诊断:粉刺。西医诊断:痤疮。

证属:风热火毒炽盛。治宜:清热解毒,祛风止痒。处方:桑蝉地甘汤加味。

生地 30 g,桑叶 30 g,蝉蜕 15 g,生甘草 8 g,威灵仙 15 g,白鲜皮 15 g,白蒺藜 15 g,牡丹皮 15 g,赤芍 15 g。

3 剂。水煎服,每日 1 剂。

二诊（1997 年 5 月 2 日）

病情缓解,痒减轻,痤疮周围皮肤色红减轻。

在上方基础上加大黄 2 g,用以清肠通便,服 6 剂,过后随访,已基本痊愈。

【按】 痤疮俗称"青春痘",多见于青春期女性,属多发病、常见病。痤疮在古代文献也早有记载,《外科正宗·肺风粉刺酒齄鼻》认为:"粉刺属肺,齄鼻属脾,总皆血热郁滞不散。"《医宗金鉴·外科心法要诀》记载:"此证由肺经血热而成。"痤疮的病因病机主要是"风""热""湿""瘀""毒"。西医认为痤疮湿体内血清睾酮水平升高所致。本案患者皮肤色红、痒、口干、大便干结,为风热火毒炽盛,治以清热解毒,祛风止痒。方中蝉蜕清风热以抗敏,牡丹皮清热凉血以治燥热,生地滋阴凉血,诸药合用,以疗效显著,药到病除。

案 4 （王德林医案）

秦某,男,17 岁。

初诊(1997 年 9 月 9 日)

主诉：面部出现米粒大红色丘疹 1 个月。

多发性痤疮，面部米粒大丘疹，局部红肿疼痛，并伴有头痛、身热等全身不适，颜面皮肤出油较多，舌红，苔薄黄，脉弦滑。

中医诊断：粉刺。西医诊断：痤疮。

证属：湿热火毒。治宜：清热解毒，清肠通便。处方：五味消毒饮合黄连解毒汤加减。

金银花 15 g，野菊花 15 g，蒲公英 15 g，紫花地丁 10 g，黄连 10 g，黄芩 10 g，黄柏 10 g，栀子 10 g，牡丹皮 15 g，赤芍 15 g，连翘 15 g，生大黄 2 g，生甘草 8 g。

4 剂。每日 1 剂。

二诊(1997 年 9 月 13 日)

痤疮疼痛减轻，红色变浅，大便已通。

方加茯苓 15 g，服 6 剂，随访已痊愈。

【按】　痤疮是青春期发育期皮脂腺分泌过多或排泄不畅，皮脂瘀积，毛囊口上皮质角化，痤疮丙酸杆菌增殖所致。中医学称为"粉刺"，患者素体阳热偏盛是发病的内因，过食辛辣肥甘厚腻、外邪侵袭是发病的外在条件。本案患者，面部多发丘疹，丘疹如米粒样，局部红肿疼痛，并伴有头痛、身热等全身不适，颜面皮肤出油较多，为热、瘀二毒相合所致，故治疗应清热、活血有机结合。方中黄芩、金银花、黄连、黄柏、野菊花清热解毒；牡丹皮、赤芍、生地凉血活血，全方共奏清郁热、散瘀血、消肿毒的作用。

案 5　（王道坤医案）

张某，女，24 岁。

初诊(2010 年 5 月 30 日)

主诉：颜面、颈胸、上肢前臂外侧出现红疹 5 年。

患者颜面、颈胸、上肢前臂外侧出现红疹呈片状，痒甚5年余。时轻时重，间断出现，近期无明显诱因加重，抓痕明显，食寐可，二便畅，舌尖红，苔白，舌下静脉（－），寸脉浮，月经正常。

中医诊断：粉刺。西医诊断：痤疮。

证属：肺胃蕴热，热毒相结。治宜：清热解毒，散结消肿。处方：五味消毒饮加减。

金银花15g，野菊花15g，紫花地丁15g，蒲公英15g，炒荆芥12g，炒防风12g，云茯苓15g，龙胆草10g，黄芩12g，连翘15g，乌梢蛇15g，赤小豆15g，姜枣引。

7剂。水煎服，早晚饭后1h服，每日1剂。

二诊（2010年6月6日）

患者诉服药后颜面、颈胸、上肢前臂外侧出红疹片状范围缩小好转，痒感缓解，饮食可，二便畅，舌下静脉（－），脉沉缓。辨证施治得当，原方基础上加白鲜皮以清热燥湿，祛风止痒。处方：

金银花15g，野菊花15g，紫花地丁15g，蒲公英15g，炒荆芥12g，云茯苓15g，龙胆草10g，黄芩12g，连翘30g，乌梢蛇24g，赤小豆15g，白鲜皮15g，姜枣引。

7剂。水煎服，早晚饭后1h服，每日1剂。

【按】 患者为一青年女性，患病5年余，时轻时重，迁延日久，中医诊断为粉刺，脾胃蕴热证。治当清热解毒，解毒消肿。方用五味消毒饮加味治之。方中金银花两清气血热毒，凉血消肿散结；连翘、黄芩、黄芩、炒荆芥、炒防风、龙胆草清肺热毒，云茯苓、赤小豆利水消肿、解毒排脓，乌梢蛇主诸风瘙痒瘾疹、疥癣。配合成方，共奏清热解毒、散结消肿之功。二诊在一诊的基础上，加白鲜皮以清热燥湿，祛风止痒。该患者治疗效果良好，面部有丘疹及痒痛之症明显减轻，建议坚持治疗，已收全功。

第五节　瓜藤缠

一、概述

瓜藤缠是一种发生于下肢的红斑结节性、皮肤血管炎性皮肤病。因数枚结节，犹如藤系瓜果绕腿胫生而得名。《医宗金鉴·外科心法要诀》云："此证生于腿胫，流行不定，或发一二处，疮顶形似牛眼，根脚漫肿……若绕胫而发，即名瓜藤缠，结核数枚，日久肿痛。"本病以散在性皮下结节鲜红至紫红色，大小不等，疼痛或压痛，好发于小腿伸侧为临床特征。多见于青年女性，以春秋季发病者为多，相当于西医的结节性红斑。中医认为多为素体血分有热，外感湿邪，湿与热结，或脾虚失运，水湿内生，湿郁化热，湿热下注，气滞血瘀，瘀阻经络而发；或体虚之人，气血不足，卫外不固，寒湿之邪乘虚外袭，容于肌肤腠理，流于经络，气血瘀滞，寒湿凝结而发。

二、辨证分型

中医根据病因病机和临床特点，分为以下 2 种证型。

（一）湿热瘀阻证

发病急骤，皮下结节，略高出皮面，灼热红肿；伴头痛，咽痛，关节痛，发热，口渴，便干尿黄；舌微红，苔白或腻，脉滑数。治以清热利湿，化瘀通络，常用萆薢渗湿汤合桃红四物汤加减。

（二）寒湿阻络证

皮损暗红，反复缠绵不愈；伴有关节痛，遇寒加重，肢冷，口不渴，大便不干；舌淡，苔白或白腻，脉沉缓或迟。治以温阳健脾，通络理湿。常用当归四逆汤合三妙丸加减。

三、外治疗法

以散结、消肿、止痛为原则。皮下结节较大，红肿疼痛者，外敷金黄膏、四黄膏或玉露膏。皮下结节色暗红,红肿不明显者,外敷冲和膏。

四、医案精解

案 1 (赵党生医案)

王某,女,29 岁。

初诊(2019 年 3 月 26 日)

主诉:双小腿红肿疼痛 7 日。

患者诉 7 日前无明显诱因出现双小腿红肿疼痛,行走时疼痛加剧,伴低热、倦怠、咽痛、夜寐欠佳,食欲不振。症见:双小腿伸侧散在 6 枚蚕豆大小结节,基底淡红,略高出皮面,皮肤紧张,压疼明显,触之如核,对称性分布,局部皮温升高,发热,小便黄,大便干,舌质红,苔黄腻,脉滑数。实验室检查:白细胞计数 $11.0 \times 10^9 /L$。

中医诊断:瓜藤缠。西医诊断:结节性红斑。

证属:湿热瘀阻证。治宜:清热利湿,祛瘀通络。处方:

萆薢 15 g,黄柏 15 g,赤茯苓 15 g,伸筋草 15 g,薏苡仁 30 g,川牛膝 12 g,通草 12 g,川芎 12 g,赤芍 12 g,忍冬藤 12 g,牡丹皮 12 g,泽泻 12 g,甘草 6 g。

7 剂。水煎服,每日 1 剂,每日 3 次。

外用金黄膏合止痛膏 1∶1 外敷,每日 2 次。

二诊

服上药 7 剂后,双小腿肿痛明显减轻,小腿伸侧散在的结节缩小至黄豆大小,红斑颜色较前变淡,体温正常,无寒热不适,夜寐安,二便调,舌质淡红,苔薄黄,脉微数。

此时湿热壅结已大为减轻,于前方基础上少佐当归 15 g、生地 12 g、玄参 12 g,皆益气养阴之品。继服 7 剂,告愈。

【按】 本患者为湿热互结,蕴阻经络,与气血相搏所致。中医认为瓜藤缠皮下结节由湿热瘀阻聚集所致,疼痛与气滞血瘀经气流行不利有关,故以清热利湿、祛瘀通络为主要治则,以萆薢渗湿汤合桃红四物汤加减化裁。二诊时湿热之象已减大半,但湿热之邪易伤阴耗气,因此少佐益气养阴之品顾护正气。外敷金黄膏合止痛膏以散结、消肿、止痛,内外兼治,故能效如桴鼓。

案2 (李树君医案)

韩某,女,31岁。

初诊(2001年9月16日)

主诉:两小腿反复起红疙瘩,肿痛2月余。

2个月前,曾患感冒发热,退热后两下肢发现有红斑结节,走路痛,就附近医院治疗,有消有起,反复不愈,转来进行中医治疗。检查:两小腿伸侧可见散在大小不等的鲜红斑块六七处,灼热感,结节如樱桃大至指头大,触痛明显,行走不利,脉滑数,舌质红,苔薄黄腻。

中医诊断:梅核丹。西医诊断:结节性红斑。

证属:湿热下注,气滞血瘀。治宜:通络祛瘀,佐以利湿。处方:

地龙9g,鸡血藤15g,归尾9g,红花9g,牛膝9g,香附9g,赤芍9g,泽兰9g,茜草9g,生薏苡仁9g,王不留行9g,黄芩9g。

5剂。水煎服,每日1剂,每日2次。

二诊(2001年9月21日)

药后红斑基本消退,大便不畅,脉滑,舌苔黄腻已化。

前方去黄芩、薏苡仁,加桃仁9g,服5剂。治愈后未再发。

【按】 结节性红斑由于湿热下注于血脉经络之中,致气血运行不畅,气滞则血瘀,瘀阻经络,不通则痛,瘀乃有形之物,因此结节如梅核。结节新起泛红,热甚则灼热而肿,湿甚则腿跗浮肿,瘀久则结节趋于黯紫。本病以女性患者为多,妇女以血为本,不论月经、胎孕、产褥,都是以血为用,动易耗血,冲任受损,气血不调,血病则气不能独化。气病则血不能畅行,气滞则血瘀,营卫失和,易受外邪,而成此病。本病多绕胫而发。结节性红斑,常见于胫前,偶见于臀部及上臂等处,结节枚数不定,大小不一,结节多则痛楚,腿足水肿。硬结性红斑多发于腿后,形似牛眼,根脚硬肿,轻则色紫,重则色黑,日久或见溃破,疮口黯紫,脂水浸渍,久不收敛。治疗本病应多从血分来考虑用药。唐容川在《血证论》中曾提道:"既已成瘀,不论初起已久,总宜散血,血散瘀去则寒、热、风、湿均无遗留之迹矣。"因此治宜通络祛瘀、行气活血为主,予通络活血方。本方以青皮、香附行气,气行则血亦行,归尾、桃仁、红花、王不留行破血祛瘀,赤芍凉血活血,泽兰、茜草活血通络、行水消肿,地龙通经络,牛膝引经下行。加减法:① 结节初起,煅红赤肿,小便黄,大便干,舌质红,脉滑数,加生地、牡丹皮、大青叶、金银花以凉血清热。② 斑块大,色黯紫,舌质淡,脉细滑,加麻黄、桂枝以温经通络;久而不散加炙穿山甲、海藻、山慈菇以软坚散结;溃而难敛加党参、炙黄芪、熟地以培补气血。③ 足踝水肿,久而不消者,宜重用黄芪、防己、陈皮,以行气利水。④ 关节酸痛加威灵仙、秦艽、木瓜,以祛风胜湿。

第六节　酒齄鼻

一、概述

酒齄鼻是发生于鼻及面部中央以红斑和毛细血管扩张为特点的慢性皮肤病。因鼻色紫红如酒渣,故名酒齄鼻。中医文献又称之为赤鼻,俗称红鼻头、酒糟鼻。本病相当于西医学的酒渣鼻。临床特点是:鼻及颜面部中央持续性红斑和毛细血管扩张,伴丘疹、脓疱、鼻赘。多发生于中年人,男女均可发病,以女性为多见。《诸病源候论·面体病诸候·酒齄候》云:"此由饮酒,热势冲面而遇风冷之气相搏所生,故令鼻面生齄,赤疱匝匝然也。"本病由脾胃积热上蒸,复遇风寒外袭,血瘀凝结而成;或嗜酒之人酒气熏蒸,热毒凝结于鼻,复遇风寒之邪,交阻肌肤所致;或热毒日久瘀阻鼻面,气滞血瘀,毒邪聚而不散所致。

二、辨证分型

中医根据病因病机和临床特点进行辨证论治,可以分为以下几种证型。

(一)脾胃热盛证

多见于红斑型。红斑多发于鼻尖或两翼,压之褪色,常嗜酒,伴口干、便秘,舌质红,苔薄黄,脉弦滑。治以清泄肺胃积热。常用枇杷清肺饮加减。

(二)热毒蕴肤证

多见于丘疹脓疱型。在红斑上出现痤疮样丘疹脓疱,毛细血管扩张明显,局部灼热,伴口干、便秘,舌质红,苔黄,脉数。治以清热解毒凉血。常用黄连解毒汤合凉血四物汤加减。

(三)气滞血瘀证

多见于鼻赘型。鼻部组织增生,呈结节状,毛孔扩大,舌质略红,脉沉缓。治以活血化瘀散结。常用通窍活血汤加减。

三、医案精解

案1（杨家蕊医案）

王某,男,52岁。

初诊

主诉:鼻头发红,面颊起红疹半年,加重1个月。

患者半年来鼻头总是发红并且越来越重,近1个月来鼻头、面颊、眉间起红疹并潮红,曾自服牛黄解毒片疗效不显,且烦热口渴、脘闷、便秘,舌质红,苔薄黄,脉滑数。故来我处就诊。症见:患者鼻头、眉间、面颊发红可见红疹,自述烦热口渴、脘闷、便秘,舌红,苔薄黄,脉滑数。

中医诊断:酒齄鼻。西医诊断:酒渣鼻。

证属:肺胃热盛,热毒阻滞。治宜:清肺胃热,解毒凉血。处方:凉血清肺饮化裁。

生地20g,牡丹皮10g,赤芍15g,黄芩10g,知母10g,生石膏30g,桑白皮 15 g,枇杷叶 12 g,牛蒡子 10 g,大黄 10 g,赤小豆 15 g,薏苡仁 20 g,泽泻 10 g,蜂房 15 g,生甘草 15 g。

7 剂。凉水煎服,每日 1 剂,1 剂 2 煎兑匀分 2 次服,上、下午各服 1 次,用食醋调颠倒散涂患部,每日 2 次。

三棱针鼻头发红处、耳穴面颊区点刺放血,隔日 1 次。医嘱:勿食辛腥发物,饮食宜清淡,勿饮酒。

二诊

患者经上述治疗后,鼻头面部潮红已明显变淡,烦热口渴已消失,脘闷稍舒,尚便秘。

继用上方加枳实 15 g。7 剂。外用同前。

三诊

鼻头眉间已不红面颊微红,红疹已退,遗红褐色痕迹,余症皆消。肺胃热毒已解,久病入络,故加活血之品,上方化裁以善后。处方:

牡丹皮 10 g,赤芍 15 g,黄芩 10 g,桑白皮 15 g,枇杷叶 12 g,大黄 10 g,赤小豆 15 g,薏苡仁 20 g,泽泻 10 g,蜂房 15 g,丹参 8 g,鸡冠花 10 g,丝瓜络 15 g,生甘草 15 g。

10 剂。

外用药继用,停刺血。医嘱:饮食清淡,勿食辛辣醇酒。

【按】《景岳全书》云:"酒齄鼻由肺经血热内蒸,次遇风寒外束,血瘀凝滞而成,故先紫后黑。"《医林改错》中强调本病是气血瘀滞所致,主张以通窍活血汤治之。酒齄鼻与热、瘀、毒邪有关,脏腑多与肺、胃有关。本例患者即因肺胃热毒上蒸面鼻而致,治之用《朱仁康临床经验集》中处方凉血清肺饮,清肺胃热毒,更加牛蒡子、蜂房疏风清热解毒,赤小豆、泽泻、薏苡仁清热利湿,大黄泻热清肺通便而收功,后期加丹参、鸡冠花、丝瓜络活血通络以固效。

案 2 (张正海医案)

毛某,女,42 岁。

初诊(1998 年 8 月)

主诉：患酒齄鼻 7 年。

患酒齄鼻六七年。初起鼻翼两侧发红油亮，以后逐渐扩大，且上有红丝，并成簇发出针头大小红色丘疹，甚者还有少许脓疱，发痒，有毛细血管扩张，皮肤潮红，皮脂溢出，毛孔扩大。曾于某医院诊为"玫瑰痤疮"，历更数医，久治未瘥，遂来我科求中医治疗。观其体健丰硕，面红灼热，多言健谈，声高息粗，鼻准如上所述。询其素无别恙，唯以红鼻头为苦，平日喜食肥甘辛辣，习惯性便秘。舌质红，苔黄腻，脉滑数。

中医诊断：酒齄鼻。西医诊断：酒渣鼻。

证属：肺胃积热，熏蒸鼻准，风寒外束，气血瘀滞。治宜：清阳明，泄腑浊，宣肺郁，化瘀滞。方用《儒门事亲》玉烛散加味。处方：

生地 30 g，赤芍 10 g，川芎 10 g，当归尾 10 g，生甘草 10 g，生大黄 6 g，芒硝 9 g，天然黄 10 g，白芥子 5 g，生麻黄 5 g，紫菀 15 g。

7 剂。水煎服。嘱用药滓重煎，取汁热敷患部。服药期间忌食辛辣肥甘。

二诊

药后自觉面部灼热好转，鼻头感觉稍适。效不更方。

拟原方继进 7 剂，服如前法。

三诊

中药治疗半个月，红色丘疹及脓疱消失，鼻部皮损复常，面红灼热通明显减轻，大便每日 2 次，畅，质软，其子考上大学要陪送去校，欲带中成药外出。处方：

知柏地黄丸，防风通圣丸，大黄䗪虫丸，鲜竹沥。

分早、午、晚饭后口服。

四诊

以上中成药如法连服 20 日，鼻翼两侧红斑色淡。中药的显著疗效，使其非常满意，声称前几年都走了许多弯路，要求彻底治愈。吾将一方调整，并与中成药间日服用。处方：

生地 30 g,赤芍 10 g,川芎 10 g,当归尾 10 g,生甘草 10 g,全蝎 3 g,皂角刺 12 g,生大黄 6 g,白蒺藜 15 g,白芥子 5 g,生麻黄 5 g,百部 10 g。

10 剂。水煎服。仍用药滓重煎,取汁热敷患部。服药期间,宜同前以上汤、丸结合隔日间服月余,鼻准色泽呈淡红,毛孔亦缩小,局部毛细血管隐隐可见。后以上法随症配伍,又服 2 月余,基本痊愈。

【按】 鼻为面王,阳明所主;鼻孔乃肺窍,太阴所司。酒齄鼻乃准头为患,自当阳明域内无疑。阳明为水谷之海,多气多血之府,邪入阳明多从燥化,故以燥热实为其特点。又肺主皮毛,风寒袭表,营郁卫闭,久则血瘀凝滞。然有其内必形之于外,既鼻为面王,阳明所主,那么准头发红、皮脂溢出、毛孔扩大、丘疹簇发,甚者脓疱点点,当于阳明求之。仲景有"阳明居中主土也,万物所归,无所复传"之训,燥热实邪窃居阳明,非取道魄门则别无他途。根据患者个体特点,投以《儒门事亲》玉烛散养血清热、润燥通便行釜底抽薪之实,更以天竺黄、白芥子驱皮里膜外之痰,炙麻黄、紫菀、百部宣肺郁、启玄府、开腠理、行皮肤呼吸之能,全蝎、皂角刺、白蒺藜息风止痒而复剔经隧伏邪。诸药合用使大便畅、面灼减、丘疹隐、脓疱消、皮损复,后继以中成药与汤剂间服而收功。

《素问·生气通天论篇》曰:"汗出见湿乃生痤痱。高梁之变,足生大丁……劳汗当风,寒薄为皶,郁乃痤。"本病现今并不少见,皆因饮食不节,膏粱厚味,酒后当风,蕴热蓄积,先使鼻头发红,或疹或脓,久则入络,由气及血,致血管扩张,皮肤潮红,皮脂溢出,毛孔扩大。然此病的形成由来也渐,治疗则抽丝剥茧非数日可愈。陈实功认为肺风、粉刺、酒齄鼻,三名同种,皆血热郁滞不散所致,很有见地。

案 3 (王思农医案)

苏某,女,25 岁。

初诊(2019 年 3 月 18 日)

主诉:鼻部、两颊出现红斑 1 周。

患者自述 1 周前无明显诱因鼻部、两颊出现红斑,自觉灼热。患者未予以重视,未行相关治疗。3 日前患者因吃完火锅后红斑颜色加重,自觉灼热感明显加重。症见:鼻部、两颊可见大片红斑,有散在的脓疱,饮食、睡眠尚可,大便干,小便正常,舌淡红,苔薄黄,脉弦滑。

中医诊断:酒齄鼻。西医诊断:酒渣鼻。

证属:肺胃湿热证。治宜:清泄肺胃积热。处方:枇杷清肺饮加减。

枇杷叶 9 g,桑白皮 9 g,黄连 6 g,黄柏 6 g,荆芥 9 g,防风 9 g,苍耳子 9 g,金银花 9 g,连翘 9 g,蒲公英 9 g,莱菔子 12 g,焦山楂 12 g。

7 剂。水煎服,早晚各 1 次,每日 1 剂。

外治疗法:三黄凝胶,每日 2 次涂于患处。

二诊(2019 年 3 月 25 日)

患者自述明显好转,红斑基本消失,未见脓疱,饮食、睡眠尚可,二便正常;舌淡红,苔薄黄,脉弦滑。

继续服药 1 周以巩固疗效。

【按】 王思农注重"治外必本诸内"的思想。患者素体阳气盛,平素爱食辛辣刺激的食物,鼻部、两颊出现红斑,有散在脓疱,大便干,小便正常;舌淡红,苔薄黄,脉弦滑。证属肺胃湿热。治宜清泄肺胃积热。王思农用枇杷清肺饮加减治疗,其中枇杷叶、桑白皮入肺经,取类比象,用于清肺胃之热;黄连、黄柏、金银花、连翘、蒲公英清热解毒;荆芥、防风、苍耳子祛风胜湿;莱菔子、焦山楂健脾祛湿合胃。诸药合用,标本兼顾,内用兼治,故能药到病除。王思农以内治外,在临床上取得了良好的效果。

案 4 (王思农医案)

王某,男,46 岁。

初诊(2018 年 10 月 14 日)

主诉:鼻部出现红斑、丘疹、脓疱半年。

患者半年前因过食辛辣刺激之物后,鼻部出现红斑,未予以治疗,继而在红斑基础上出现痤疮样丘疹、脓疱,伴毛细血管扩张,局部灼热,伴口干,便秘,舌红,苔黄,脉数。

中医诊断:酒齇鼻。西医诊断:酒渣鼻。

证属:热毒蕴肤。治宜:清热解毒凉血。处方:黄连解毒汤合凉血四物汤加减。

黄连6g,黄芩6g,黄柏6g,栀子6g,地黄6g,白芍6g,知母6g,薄荷6g,荷叶12g,金银花12g,羚羊角1g,茯苓6g,甘草6g。

7剂。水煎服,早晚2次服用。

外用:三黄凝胶,1日2次涂于患处。

二诊

患者鼻翼两侧丘疹脓疱消退,红斑减轻,便秘症状减轻。

内服中药原方的基础上加血竭3g,加强其活血化瘀的功能。继续服用7剂中药,外用凝胶1周,观察其疗效。

【按】 王思农注重"治外必本诸内"的思想。本患者主以鼻翼部红斑、痤疮样丘疹、脓疱为主,伴毛细血管扩张,局部灼热,口干,便秘,舌红,苔黄,脉数。证属热毒蕴肤,治以清热解毒凉血。其中黄连、黄芩、黄柏、栀子、薄荷、荷叶、金银花清热解毒,白芍、知母养阴,茯苓祛湿,羚羊角凉血,甘草调和诸药。诸药合用,标本兼顾,内用兼治,故能药到病除。王思农以内治外,在临床上取得了良好的效果。

第七节　黧黑斑

一、概述

黧黑斑是指由于皮肤色素沉着而在面部呈现局限性褐色斑的皮肤病,属于中医学"面尘"范畴。因妊娠而发病者,俗称"妊娠斑"。因肝病引起的,俗称"肝斑"。本病相当于西医学的黄褐斑。临床特点是:损害为黄褐或深褐色斑片,常对称分布于颧颊部,也可累及眶周、前额、上唇和鼻部,边缘一般较明显,无主观症状和全身不适。黧黑斑之病名首见于明代陈实功《外科正宗·女人面生黧黑斑》,曰:"黧黑斑者,水亏不能制火,血弱不能华肉,以致火燥结成黑斑,色枯不泽。朝服肾气丸,以滋化源,早晚以玉容丸洗面斑上,日久渐退,兼戒忧思动火劳伤。"西医认为多种原因可致黄褐斑,如紫外线照射、化妆品的使用、妊娠、内分泌失调、劳累、药物等。其中因妊娠引起者又称妊娠斑,与雌激素水平升高有关,分娩后可消失;黄褐斑也可在一些慢性疾病中发生如妇科疾病、肝脏疾病、甲状腺功能亢进症、结核病等。中医认为黄褐斑主因情志不畅,肝郁气滞,郁久化热,灼伤阴血,熏蒸于面而生;或因肾水不能制火,虚火上炎,致使颜面气血失和;也可因脾失健运,气虚湿热内生,气血不足,颜面失养而发病。本病总归于肝、脾、肾三脏功能失调,气血不能上荣于面。

二、辨证分型

中医根据病因病机和临床特点进行辨证论治,可以分为以下几种证型。

(一)肝郁气滞证

多见于女性,面色无华,斑色黄褐;伴有心烦易怒,胸胁胀满,面部烘热,口干,月经不调或痛经;舌红,苔薄白,脉弦。治以疏肝解郁,清泄内热。常用丹栀逍遥散加减。

(二)肝肾阴虚证

斑色褐黑,面色无华,伴有头昏耳鸣,腰膝酸软,舌质淡,苔薄,脉沉细。治以补益肝肾,养颜消斑。常用六味地黄丸加减。

(三)脾虚湿热证

斑色污黄,如尘土附着,伴有纳呆,便秘,溲赤,舌质红,苔黄腻,脉滑数。治以健脾化浊,清热利湿。常用参苓白术散加减。

(四)气滞血瘀证

面色黧黑,斑色灰褐,或伴有慢性肝病,两胁胀痛,舌质紫或有瘀斑,苔薄,脉弦细。治以理气活血,化瘀消斑。常用桃红四物汤加减。

三、医案精解

案 1 （王思农医案）

刘某,女,31 岁。

初诊(2018 年 11 月 15 日)

主诉:面部逐渐出现黄褐色斑点半年。

患者半年前因家庭琐碎事争吵后,面部逐渐出现黄褐色斑点,颧颊部尤甚,试用祛斑产品,具体不详,但未能改善。症见:面色无华,颧颊部以及眶周有黄褐色斑块;伴有心烦易怒,胸胁胀满,面部烘热,口干,舌红,苔薄白,脉弦。

中医诊断:黧黑斑。西医诊断:黄褐斑。

证属:肝郁气滞,郁而化火。治宜:疏肝解郁,清泄内热。处方:

龙胆 6 g,车前草 6 g,当归 12 g,生地 6 g,泽泻 6 g,柴胡 6 g,荆芥 6 g,防风 6 g,牛蒡子 6 g,麻黄 3 g,苍耳子 6 g,威灵仙 12 g,栀子 6 g,黄连 6 g,莱菔子 12 g,焦山楂 12 g,鸡内金 12 g,炒麦芽 12 g,陈皮 6 g,大腹皮 6 g,川木通 6 g,砂仁 6,甘草 6 g,桃仁 6 g,红花 6 g,枸杞子 12 g,淫羊藿 12 g,山药 12 g。

7 剂。水煎,早晚 2 次服用。

外敷面膜处方:黄芩颗粒 2 g,黄柏颗粒 2 g,黄连颗粒 2 g,白及颗粒 2 g,苦参颗粒 2 g,茯苓颗粒 2 g,白芷颗粒 2 g,丹参颗粒 2 g,血竭颗粒 2 g,薄荷颗粒 2 g。

二诊

患者面颊褐色斑块淡化,皮肤润泽,心烦易怒症状减轻。

内服中药原方的基础上加血竭 3 g、炮穿山甲 6 g,加强其活血化瘀的功能。

中药面膜原方不变,继续服用 7 剂中药,外敷面膜 1 周,观察其疗效。

【按】 王思农注重以内治外、内外结合的治疗方法,本患者主以面颊部褐色斑块为主,舌红,苔薄白,脉弦。证属肝郁气滞,郁而化火。治以疏肝解郁,清泄内热。故用柴胡、陈皮、砂仁、莱菔子疏肝行气,龙胆草、车前子、川木通、泽泻、苍耳子以祛除湿热,当归、生地、枸杞子、淫羊藿、山药以补肝肾,养血滋阴;桃仁、红花活血化瘀,麻黄、荆芥、防风祛风除湿,焦山楂、炒麦芽、鸡内金以合胃消食,甘草调和诸药。患者服用药物后,取得不错的疗效,见图 3-9、图 3-10。

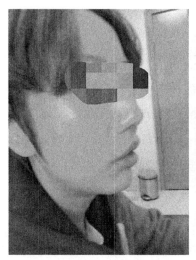

图 3-9　患者初诊

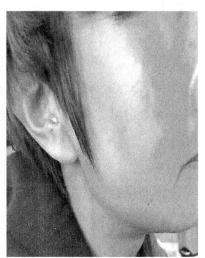

图 3-10　患者二诊

案 2 （王思农医案）

金某,女,47 岁。

初诊(2019 年 1 月 27 日)

主诉:面部逐渐出现褐色斑点 1 年。

患者 1 年前无明显诱因面部逐渐出现褐色斑点,后于当地医院就诊,具体治疗不详,未见好转,后面色黧黑,斑色灰褐,两颊部尤甚,诊见:两颊部灰褐色斑块,两胁胀痛,舌质紫或有瘀斑,苔薄,脉弦细。

中医诊断:黧黑斑。西医诊断:黄褐斑。

证属:气滞血瘀。治宜:理气活血,化瘀消斑。处方:桃红四物汤加减。

当归 20 g,川芎 12 g,生地 12 g,桃仁 9 g,红花 9 g,龙胆草 12 g,车前子 12 g,威灵仙 12 g,川木通 12 g,陈皮 12 g,砂仁 12 g,赤芍 12 g,炒苍耳子 9 g,焦

山楂 20 g,炒麦芽 20 g,鸡内金 12 g,葛根 12 g,荆芥 12 g,防风 12 g,甘草 12 g。

7 剂。水煎,早晚 2 次服用。

外敷面膜处方:黄芩颗粒 2 g,黄柏颗粒 2 g,黄连颗粒 2 g,白及颗粒 2 g,苦参颗粒 2 g,茯苓颗粒 2 g,白芷颗粒 2 g,丹参颗粒 2 g,血竭颗粒 2 g,薄荷颗粒 2 g。

二诊

患者面颊灰褐色斑块显著淡化,皮肤较前有所光亮。

内服中药原方的基础上加血竭 3 g,加强其活血化瘀的功能。中药面膜原方不变,继续服用 7 剂中药,外敷面膜 1 周,观察其疗效。

【按】 王思农注重以内治外、内外结合的治疗方法。本患者主以两颊部灰褐色斑块为症状,伴有两胁胀痛,舌质紫或有瘀斑,苔薄,脉弦细。治以理气活血,化瘀消斑,常用桃红四物汤加减。故用桃仁、红花、当归活血化瘀,川芎、陈皮、砂仁疏肝行气,龙胆草、车前子、川木通、苍耳子、葛根祛除湿热,当归、生地补肝肾,养血滋阴;荆芥、防风、威灵仙祛风除湿;焦山楂、炒麦芽、鸡内金和胃消食,甘草调和诸药。患者服用药物后,取得不错的疗效,见图 3-11、图 3-12。

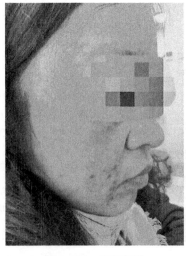 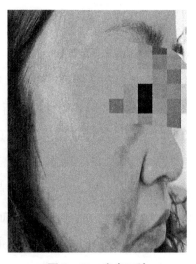

图 3-11　患者初诊　　　　　　图 3-12　患者二诊

案 3 （李树君医案）

于某,女,27 岁。

初诊(1999 年 9 月 20 日)

主诉:面部褐斑 3 年。

1996 年 2 月产 1 子,半年后,由于夜间休息不好,心情抑郁,面部开始出现色素沉着,开始色斑面积较小,也没有治疗,近半年来,色斑面积扩大至大部颜面,颜色加深,同时伴有心情抑郁,烦躁易怒,失眠,疲乏,食纳差,月经量明显减少,经来腹痛。症见:精神欠佳,倦怠,消瘦,面部不规则黧黑斑,以前额、双颊为主,黑斑面积占整个颜面三分之二左右。舌质暗,有瘀斑,脉沉细涩。

中医诊断:黧黑斑。西医诊断:黄褐斑。

中医辨证:肝肾阴虚,气滞血瘀。治宜:疏肝健脾,化瘀消斑。处方:化斑汤加减。

柴胡 10 g,白芍 10 g,菟丝子 10 g,何首乌 10 g,白芷 20 g,白术 10 g,茯苓 10 g,熟地 10 g,当归 10 g,川芎 10 g,陈皮 10 g,佛手 10 g,白附子 10 g。

7 剂。水煎服,每日 1 剂,每日 2 次。

二诊

情绪好转,睡眠改善,饮食有所增加,面部色斑没有明显变化。

于原方加莪术 10 g 以破瘀血。

三诊

服用 14 剂后,诸症明显改善,月经来时量明显增多,腹痛减轻,面部色斑转淡,面积缩小。

守方治疗 3 个月,面部色斑基本消失,体重增加 10 余斤,月经正常。

【按】 化斑汤方中以疏肝气为主,兼滋补肝肾之血,健脾气使脾胃运化正常。柴胡、白芍、茯苓、白术疏肝健脾,菟丝子、何首乌、熟地调补肝肾,陈皮理气,当归、川芎活血,白芷宣散阳明之经气,加白附子以清除面部之瘀滞,使斑得以消退。中医学认为,肝藏血,喜条达而恶抑郁,若情志不遂,肝失条达,或阴血暗耗,生化之源不足,均可导致肝气郁结不舒。郁久化热,灼伤阴血,致使颜面气血失和而发病。肾藏精,主水,水亏则火旺,津血暗耗,不能濡润于颜面,而枯萎发斑,脾虚不能健运,气虚生化乏源,以致气血不足,不能上荣于面,也是发生黄褐斑的主要原因。黄褐斑患者常伴有急躁易怒,胸胁胀痛,痛经或经期延后,经血紫暗有块,舌有紫斑,脉弦涩(面斑呈青褐色),临床常见眩晕、耳鸣、健忘、失眠、咽干口燥、五心烦热,有的有颧红盗汗、女子经少、男子遗精等肝肾阴虚症状。另外,黄褐斑也多由久病失调,房事不节,产育过多,情志内伤引起。

案 4 （张正海医案）

景某,女,29 岁。

初诊(2012 年 5 月)

主诉:两颧及鼻翼两侧出现黑斑 1 年。

两颧及鼻翼两侧出现黑斑 1 年。始于人流后宫内残流物未及时清除,阴道出血淋漓不尽,20 余日后发现两颧出现色素沉着,初起色浅,随着时间的推移,颜色愈来愈黑,而且逐渐向鼻翼两侧扩散。曾去皮肤科,医生曰黄褐斑,配以含激素搽剂,未用。素来月经后期,且量少色紫,经行腰腹疼痛。舌淡苔薄边有瘀斑,脉细无力。

中医诊断:黧黑斑。西医诊断:黄褐斑。

证属:冲任受损,气血瘀滞。治宜:补益冲任,理气行瘀。处方:自拟二仙消斑散。

淫羊藿 15 g,仙茅 15 g,鸡血藤 15 g,皂角刺 12 g,麻黄 5 g,酒大黄 10 g(后下),白蒺藜 15 g,水蛭 3 g(研冲),白芥子 3 g,白芷 5 g,白僵蚕 10 g,百合 20 g。5 剂。水煎服。

二诊

药后面部微痒,余如故。

嘱上方继服 7 剂,并将每剂煎后所剩药滓,清水重煎,用所煎滤液热敷面部。

三诊

上药服至第四剂时,月经来潮,且量多有血块。

嘱去水蛭,余药服完再议。

四诊

黑斑明显变淡,鼻翼两侧几近消失。

嘱暂停服药,待 10 日后服用:防风通圣丸,大黄䗪虫丸,滋阴补肾丸。以善其后。

【按】 心主血,其华在面,所以面部斑块多与血运有关,虚则苍白无华,滞则黑斑片片。另外阳明经循于面,阳明经病变亦可反映在面部色泽上。肺主皮毛,汗出当风,邪客营卫,导致肌肤气血失和。任脉起中极,上颐、循面、入目;冲脉起气街,上行循口;冲任不调,奇经气血调节不利,亦可致面部相关区域产生黄褐斑。而本例为人流不彻底,残留物未及时清除,造成"瘀血不去,血不归经"之局面,所以阴道出血淋漓不尽。病机上既"虚"亦"瘀",久则反映在面部肌肤。所以补益冲任,理气行瘀为本案的指导治则。黄褐斑近些年发病率较高,令许多女性烦恼,究其原因:① 生活不规律,熬夜,恣食肥甘辛辣,导致阳明积热。② 流产次数过多或宫内创伤,导致冲任受损。③ 惜步懒动,缺乏体育锻炼,导致气血壅滞。④ 盲目地滥用不符合自己皮肤生理特性的化妆品,名为美容,实际上对面部皮肤造成损伤。另外,本病与妊娠斑当有区别,此为冲任亏虚,气滞血瘀,属病理产物;而彼为怀妊之后,血聚以养胎,不能上荣于面,致气血失和,但与妊娠有关,属生理现象。

第八节　面游风

一、概述

面游风是因皮肤油腻,瘙痒潮红,叠起白屑,多发于面部而得名,是发生在皮脂溢出部位的慢性炎症性皮肤病。中医又称为"白屑风"。本病相当于西医学的脂溢性皮炎。临床特点：头发、皮肤多脂发亮,油腻、瘙痒、迭起白屑,脱去又生。明代陈实功《外科正宗·白屑风》曰:"白屑风多生于头、面、耳、项、发中,初起微痒,久则渐生白屑,叠叠飞起,脱之又生。此皆起于热体当风,风热所化。"中医认为本病是由于素体湿热内蕴,感受风邪所致,多因过食肥甘厚腻、辛辣酒燥之品,以致肠胃运化失常,化湿生热,湿热蕴结肌肤而成,表现以油性皮损为主,或风热之邪外袭,郁久耗伤阴血,阴伤血燥,或平素血燥之体,复感风热之邪,血虚生风,风热燥邪蕴阻肌肤,肌肤失于濡养而致皮肤粗糙、干燥,表现为干性皮损为主。

二、辨证分型

中医根据病因病机和临床特点进行辨证论治,可以分为以下几种证型。

(一)风热血燥证

多发于头面部,为淡红色斑片,干燥、脱屑、瘙痒,受风加重,或头皮瘙痒,头屑多,毛发干枯脱落,伴口渴,大便干燥,舌质偏红,苔薄白,脉细数。治以祛风清热,养血润燥,常用消风散合当归饮子加减。

(二)肠胃湿热证

皮损为潮红斑片,有油腻性痂屑,甚至糜烂,渗出,伴口苦、口黏、脘腹痞满、小便短赤,大便臭秽,舌质红,苔黄腻,脉滑数。治以健脾除湿,清热止痒,常用参苓白术散合茵陈蒿汤加减。

三、医案精解

案 1 (王思农医案)

马某,女,55 岁。

初诊(2018 年 12 月 6 日)

主诉:面部出现红色斑片,干燥瘙痒 1 周。

患者自述 1 周前无明显诱因两面颊部出现红色斑片,干燥,瘙痒剧烈,口干口渴,未进行系统治疗。今日症状加重,遂来我院就诊。症见:患者颊部斑片色红,干燥,瘙痒剧烈,口干口渴,大便干燥,小便短赤,舌质红,苔薄白,脉细数。

中医诊断:面游风。西医诊断:脂溢性皮炎。

证属:风热血燥。治宜:祛风清热,养血润燥。处方:

金银花 12 g,连翘 12 g,当归 20 g,生地 12 g,苍耳子 12 g,荆芥 12 g,防风 12 g,牛蒡子 12 g,麻黄 9 g,威灵仙 20 g,荷叶 6 g,莱菔子 20 g,焦山楂 20 g,炒麦芽 20 g,薄荷 6 g,菟丝子 12 g,芦根 12 g,柴胡 12 g,甘草 12 g。

7 剂。水煎服,每日 1 剂,每日 2 次。

二诊

患者面颊红色斑片颜色消退,皮肤干燥有所改善。

内服中药原方的基础上加丹参 6 g、知母 6 g,加强其活血化瘀、滋阴润燥的功能。继续服用 7 剂中药,观察其疗效。

【**按**】 王思农注重以内治外的治疗方法,本患者证属风热血燥,治以祛风清热,养血润燥。常用银翘消风散加减,故用金银花、连翘、芦根、荷叶清热解毒,牛蒡子、薄荷、柴胡疏散风热,当归、生地、菟丝子补肝肾,养血滋阴;荆芥、防风、麻黄、威灵仙、苍耳子祛风,焦山楂、炒麦芽和胃消食;甘草调和诸药。患者服用药物后,取得不错的疗效,见图 3-13、图 3-14。

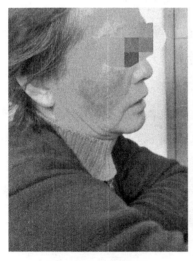 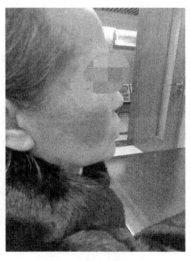

图 3-13 患者初诊　　　图 3-14 患者二诊

案2

王某,女,49岁。

初诊(2019年1月19日)

主诉:两面颊部出现潮红斑片,瘙痒1个月。

患者自述1个月前无明显诱因两面颊部出现潮红斑片,瘙痒,未进行正规治疗,今日症状加重,遂来我院就诊。症见:患者颊部斑片色红,瘙痒剧烈,伴口苦、小便短赤,大便臭秽,舌质红,苔黄腻,脉滑数。

中医诊断:面游风。西医诊断:脂溢性皮炎。

证属:肠胃实热。治宜:健脾除湿,清热止痒。处方:龙胆泻肝汤加减。

龙胆草12g,车前子12g,当归20g,生地12g,泽泻12g,柴胡12g,荆芥12g,防风12g,牛蒡子12g,麻黄9g,炒苍耳子9g,威灵仙12g,黄连12g,栀子12g,陈皮12g,砂仁12g,焦山楂20g,炒麦芽20g,鸡内金12g,甘草12g。

7剂。水煎服,每日1剂,每日2次。

二诊

患者面颊红色斑片颜色消退,皮肤干燥有所改善。

内服中药原方的基础上加丹参6g、知母6g加强其活血化瘀、滋阴润燥的功能。继续服用7剂中药,观察其疗效。

【按】 王思农注重以内治外的治疗方法,本患者斑片色红,瘙痒剧烈,伴口苦、小便短赤,大便臭秽,舌质红,苔黄腻,脉滑数。治以健脾除湿,清热止痒。常用龙胆泻肝汤加减,故用龙胆草、黄连、栀子清热解毒;牛蒡子、柴胡疏散风热;当归、生地补肝肾,养血滋阴;荆芥、防风、麻黄、威灵仙、苍耳子、泽泻、车前子祛风除湿;焦山楂、炒麦芽、鸡内金和胃消食;甘草调和诸药。患者服用药物后,取得不错的疗效,见图3-15、图3-16。

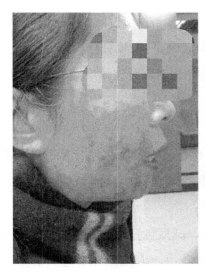

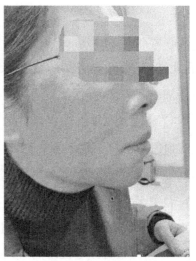

图 3-15　患者初诊　　　　　　　图 3-16　患者二诊

第九节　蛇串疮

一、概述

蛇串疮是一种皮肤出现簇集性水疱,呈带状分布,痛如火燎为特征的疱疹性皮肤病。中医又称为"缠腰火丹"等,相当于西医学的带状疱疹,由水痘-带状疱疹病毒引起。临床特点:皮肤上出现集簇性水疱,沿一侧周围神经分布区出现,局部疼痛。中医认为,该病的发生由于情志内伤,肝气郁结,久而化火,外溢肌肤而发;或饮食不洁,脾失健运,湿热内生,外溢肌肤,感受外邪,搏结化毒而发;年老体弱者,血虚肝旺,湿热毒蕴所致;外邪入里或久病导致气血凝滞,经络阻塞不通,以致疼痛剧烈,病程迁延。

二、辨证分型

中医根据病因病机和临床特点进行辨证论治,可以分为以下几种证型。

（一）肝经郁热证

皮损鲜红，灼热刺痛，疱壁紧张，口苦咽干，心烦易怒，大便干燥或小便黄，舌质红，苔薄黄或黄厚，脉弦滑数。治以清泻肝火，解毒止痛。常用龙胆泻肝汤加减。

（二）脾虚湿蕴证

皮损色淡，疼痛不显，疱壁松弛，口不渴，食少腹胀，大便时溏，舌淡或正常，苔白或白腻，脉沉缓或滑。治以健脾利湿，解毒止痛。常用除湿胃苓汤加减。

（三）气滞血瘀证

皮疹减轻或消退后局部疼痛不止，放射到附近部位，痛不可忍，坐卧不安，重者可持续数月或更长时间，舌黯，苔白，脉弦细。治以理气活血，通络止痛。常用柴胡疏肝散合桃红四物汤加减。

三、外治疗法

初起疱疹未破时，外用三黄洗剂、炉甘石洗剂，或鲜马齿苋捣烂外敷，或用炉甘石洗剂调青黛散外涂，每日 2～3 次。若水疱破溃，糜烂渗液，用中药溶液湿敷如黄柏、苍术、马齿苋各 30 g，水煎 500 ml，局部湿敷。也可用四黄膏或青黛膏外涂。若水疱不破或水疱较大者，可用三棱针或消毒针头挑破，使疱液流出，以减轻疼痛。

四、医案精解

案 1 （王思农医案）

王某，女，75 岁。

初诊（2000 年 7 月 2 日）

主诉：右胁红色丘疱疹伴疼痛 1 周。

患者 1 周前感冒后发现右胁红色丘疱疹，稍感疼痛，渐增多，未进行治疗。自觉微热，口苦咽干，胸胁苦满，纳食欠佳，小便色稍黄，大便秘结。诊查：右胁皮肤有散在米粒至黄豆大小的红色丘疱疹，皮损高出皮面，呈带状分布,舌质红,苔微黄腻,脉微数。

中医诊断：蛇串疮。西医诊断：带状疱疹。

证属：邪入少阳,郁而化热。治宜：和解枢机,清热利湿。小柴胡汤加减。处方：

柴胡 12 g,黄芩 12 g,砂仁 10 g,陈皮 10 g,泽泻 10 g,茯苓 10 g,车前子 10 g,牡丹皮 10 g,大黄 6 g,生姜 10 g,大枣 12 g。

7 剂。水煎服,每日 1 剂,每日 2 次。

二诊(2000 年 7 月 10 日)

患者丘疱疹结痂,疼痛明显,口苦、胸胁苦满明显减轻,纳食较前渐增,小便正常,大便两日一行,舌红、苔薄黄,脉微数。

上方去大黄,加桃仁 10 g、川芎 10 g、当归 10 g、乳香 10 g、没药 10 g 活血止痛。

7 剂。水煎服,每日 1 剂,每日 2 次。

三诊(2000 年 7 月 18 日)

患者痂皮部分脱落,疼痛明显减轻,口苦、胸胁苦满等症逐渐消失,身体轻快,纳食恢复如常,二便正常。

上方减泽泻、车前子、柴胡,加白术、炒麦芽、神曲,护中扶正。继服 7 剂后患者痊愈。

【**按**】 王思农重视"治外必本诸内",以内治外。患者疱疹色红,同时口苦、咽干、胸胁苦满、默默不欲饮食、大便秘结等可见少阳枢机不利,气机郁滞,郁而化热,同时兼有湿邪,在内表现为一系列内在证候,在外表现为沿肝胆经循行部位出现一侧胸胁红色丘疱疹,色红伴疼痛。故王思农善于"抓主症",灵活运用小柴胡汤化裁,方中柴胡、黄芩解少阳郁滞、清胸腹之热,二者相和,疏解半表半里之邪;泽泻、茯苓、车前子清热利湿;砂仁、陈皮理气醒脾和胃;大黄清热活血通便;牡丹皮清热活血;生姜、大枣固护中焦,后期配伍活血止痛及固护脾胃,扶助正气诸药,达到邪祛正安目的的,诸药相伍,收到良好效果。患者服用药物后,取得不错的疗效,见图 3-17、图 3-18。

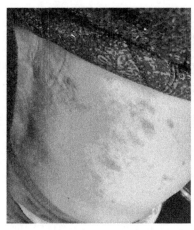
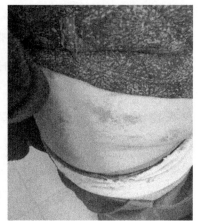

图 3-17　患者初诊　　　　　　　图 3-18　患者三诊

案 2 （王思农医案）

梁某,女,58 岁。

初诊(2006 年 12 月 14 日)

主诉:左侧头面部皮肤发红,出现簇集的红斑、水疱。

患者 5 个月前左侧头面部皮肤发红,出现簇集的红斑、水疱,伴有灼热刺痛。在兰州大学第二医院诊断为"带状疱疹",经西药治疗(具体药物及剂量不详),1 月余后疱疹消退,痂皮脱落,但疼痛有加重之势。为进一步治疗遂来我院皮肤科就诊。症见:左侧前额、头皮刺痛不可触碰,伴有灼烧感,以夜间为甚。左侧颊部、口角麻木,心烦不寐,烦躁易怒,二便调。查体:左前额皮损消失,可见散在的片状色素减退斑,触之疼痛明显,表情痛苦。左面部略有感觉障碍,舌质暗红少苔,脉沉细涩。

中医诊断:蛇串疮。西医诊断:带状疱疹后遗神经痛。

证属:肝肾阴亏,瘀血阻络。治宜:养阴清热,活血化瘀,通络止痛。处方:身痛逐瘀汤配合增液汤。

秦艽 15 g,桃仁 15 g,红花 15 g,鸡血藤 15 g,没药 10 g,五灵脂 10 g(包煎),地龙 15 g,生地 20 g,玄参 15 g,天冬、麦冬各 15 g。

依据中医辨证患者疼痛以面部为主加川芎 10 g、蜈蚣 3 条。

19 剂。水煎服,每日 1 剂,每日 2 次。

二诊

自诉左侧前额、头皮刺痛减轻,心烦不寐,烦躁易怒等症状较前有所减轻。

同时配合伐昔洛韦,每次 0.25 g,每日 3 次。谷维素 10 mg,每日 3 次,调节维护神经功能。维生素 E 每次 100～400 mg,每日 3 次,缓解疼痛。患者有烦躁症状予阿密替林 10～20 mg,每日 2 次,对症支持治疗。嘱其畅情志,调饮食,慎起居。5 个疗程后疼痛症状完全缓解,皮肤感觉恢复正常。随访 2 个月未见复发。

【按】　患者左侧前额、头皮刺痛不可触碰,伴有灼烧感以夜间为甚。左侧颊部、口角麻木,心烦不寐,烦躁易怒,二便调。舌质暗红少苔,脉沉细涩。诊断为带状疱疹后遗神经痛。证属肝肾阴亏,瘀血阻络。加之患者年老体弱,正气不足,病邪难除。故王思农以身痛逐瘀汤配合增液汤加减为主方。秦艽祛风止痛,桃仁、红花活血止痛,鸡血藤活血通络止痛,没药理气止痛,五灵脂(包煎)、地龙通络活血祛瘀,生地、玄参、天冬、麦冬滋补肝肾,疼痛发于头面部加川芎、蜈蚣以疏散头面部风邪。西医应用阿昔洛韦行抗病毒治疗,谷维素调节维护神经功能,维生素 E 缓解疼痛。患者有烦躁、抑郁等症状,故予三环类抗抑郁药,阿密替林缓解患者紧张情绪。中西医结合治疗,诸药配合,共同达到内治外调之功。

案 3　(王思农医案)

赵某,女,47 岁。

初诊(2017 年 4 月 3 日)

主诉:颈部出现红斑,丘疹呈黄豆大小,伴疼痛 2 周。

颈部出现红斑,丘疹呈黄豆大小,伴疼痛 2 周,皮损渐增多,未进行治疗。自觉心烦胸闷,口苦咽干,胸胁胀痛,纳食欠佳,小便色黄,大便干,3～4

日1次。诊查：颈部皮肤有散在米粒至黄豆大小的红色丘疱疹，皮损高出皮面，呈带状分布，舌质红，苔黄腻，脉弦数。

中医诊断：蛇串疮。西医诊断：带状疱疹。

证属：邪入少阳，郁而化热。治宜：清泻肝火，解毒止痛。处方：龙胆泻肝汤（免煎颗粒）加减。

龙胆草10 g，车前草15 g，川木通6 g，当归12 g，生地30 g，泽泻15 g，柴胡9 g，板蓝根30 g，延胡索12 g，陈皮10 g，醋青皮10 g，莱菔子15 g，黄连15 g，栀子10 g，猪苓12 g，丹参15 g，三七12 g，炒麦芽15 g，焦山楂15 g，甘草9 g。

发于头面部加黄芩15 g、牛蒡子10 g；发于胸、腰背部加黄柏15 g、苦参10 g。开水冲约300 ml，分早、中、晚分服，每日1剂，5日为1个疗程。

【按】　患者颈部出现红斑，丘疹呈黄豆大小，伴疼痛2周，自觉心烦胸闷，口苦咽干，胸胁胀痛，纳食欠佳，小便色黄，大便干，每3～4日1次。诊断为：带状疱疹。证属肝经湿热证，是由情志内伤，肝气郁结，久而化火，肝经火甚所致；或脾虚失健，蕴湿化热，湿热搏结而成。龙胆泻肝汤出自《医方集解》，有泻肝火、清湿热功效。方中龙胆草苦寒泻肝火，车前草、川木通、泽泻、猪苓清热利湿，当归、生地、丹参滋阴凉血养血，板蓝根、黄连、栀子清热解毒，陈皮、醋青皮、莱菔子理气健脾，延胡索、三七散瘀止痛，炒麦芽、焦山楂消食和胃，甘草调和诸药。陈实功《外科正宗》指出，蛇串疮发生多与心、肝、脾、肺四经，或心肝火盛，或肺脾湿热，或肝火妄动有关。《医宗金鉴》云："七日以前形式未成，不论阴阳当俱先灸之，轻者使毒气随火而散，重者拔下郁毒，通微内外，实良法也。"王思农用龙胆泻肝汤大泄肝火，清利湿热，诸药配合达到药到病除之目的。

案4　（唐士诚医案）

张某，男，18岁。

初诊（1999年3月20日）

主诉：颜面左侧起红斑、水疱伴疼痛3日。

自述于 3 日前,自觉周身不适、口渴、低热、轻微头痛,二便正常。尔后,颜面左侧以耳前为中心起红斑,并于红斑上发起水疱,针刺样疼痛。检查:体温 37.6℃。血象:白细胞正常,中性粒细胞正常,淋巴细胞增高。颜面左侧以耳前为中心起红斑,左眼睑也起红斑水疱,水疱较密集,舌质红,苔薄,脉浮数。

中医诊断:蛇串疮。西医诊断:颜面部带状疱疹。

证属:风邪夹火,上扰头面。治宜:疏风清热,解毒止痛。处方:

柴胡 10 g,板蓝根 30 g,牡丹皮 20 g,赤芍 10 g,浮萍 10 g,黄芩 15 g,夏枯草 20 g,芦根 10 g,连翘 10 g,野菊花 10 g,荆芥 5 g,大青叶 20 g,桔梗 10 g,薄荷 5 g,甘草 3 g。

5 剂。水煎服。

外治:用我院三黄膏、止痛膏、青黛膏三药混匀外涂患出,每日 1 换。

二诊(1999 年 3 月 27 日)

经服用中药及外敷中药膏后,患者疼痛明显减轻,水疱消失,口渴、低热、轻微头痛症缓解,风火之热以散。

于原方中加生地 20 g 以护阴,再服 5 剂。

三诊(1999 年 4 月 3 日)

自觉症状消失,皮疹消退,临床痊愈。

【按】 唐士诚认为本病多因情志不遂,肝郁气滞,郁久化热,或因饮食不节,脾失健运,湿热搏结,兼感毒邪而发病。情志不畅,肝气不疏,气郁化火,外感毒邪,循经而发,故见皮肤起疱疹,多沿肝经循行路线分布,皮色鲜红,浸润明显。饮食不节,脾经湿盛,外感时邪,湿热毒邪,蕴阻肌肤,亦见皮肤起丘疱疹,皮色红,疱壁松弛;若水疱消失后患处仍疼痛明显,皮损色暗红,或年老体弱,血虚肝旺,气血凝滞,以致疼痛剧烈,日久不减。

总之,本病初起多属肝胆湿热或脾经湿热,日久或年老体弱多属气血凝滞。在临床治疗中,应该遵循辨证治疗的原则,根据不同的年龄、病变的病位、病情的轻重灵活用药。

案 5 （刘国安医案）

胡某,女,74 岁。

初诊(2015 年 8 月 10 日)

主诉:左侧胸部及左侧颈部簇发红色疱疹,伴疼痛 1 周。

患者自述 1 周前,患者左侧胸部及颈部位皮肤出现皮疹,患者自以为湿疹,疼痛逐渐加重,在兰州大学第一医院就诊后,诊断为带状疱疹,遂慕名来我院求治于刘主任。症见:左侧胸部、左侧颈部肌肤出现云片状红色丘疹,见粟米大至绿豆大的成簇水泡,累累如串珠,摸之碍手,疱群之间皮肤正常,疱疹部位灼热疼痛,痛如针刺,咽部不适,口干,全身疲乏,夜寐差,二便正常,舌质红,舌苔薄黄,脉弦数细。

中医诊断:蛇串疮。西医诊断:带状疱疹。

证属:热毒郁结,气滞血瘀。治宜:疏风清热,解毒散结,活血化瘀,通络止痛。处方:银翘解毒散和通窍活血汤加减。

金银花 15 g,连翘 15 g,竹叶 15 g,荆芥 10 g,牛蒡子 10 g,薄荷 6 g,赤芍 15 g,白芍 15 g,川芎 10 g,桃仁 10 g,红花 10 g,大枣 6 枚,蒲公英 30 g,板蓝根 15 g,大青叶 15 g,防风 10 g,甘草 5 g,炒麦芽 30 g。

7 剂。水煎服,每日 1 剂。

同时梅花针选择性刺破水疱,结合外搽降龙搽剂,使疱疹早期结痂;选择使用激光疼痛治疗仪,缓解疼痛。

二诊(2015 年 8 月 17 日)

病变部位疼痛明显减轻,疱疹部位皮肤颜色变浅,疱疹结痂,无新发疱疹,方药加减。

减去板蓝根、大青叶解毒药物,加用生黄芪 30 g 益气托毒,扶正祛邪,加用酸枣仁 30 g 养血安神,栀子 10 g 清心安神。7 剂,服法同前。继续用前外治方法,降龙搽剂合用梅花针、激光疼痛治疗仪综合外治。

三诊(2015 年 8 月 24 日)

胸前疱疹部脱痂,皮肤颜色淡红,病变部位时而隐痛。病已到后期,治

疗侧重点主要以扶正活血化瘀为主,防止遗留神经痛,所以方药调整,以通窍活血汤为主方,合用玉屏风散加减。处方:

生黄芪 30 g,白术 10 g,防风 10 g,党参 30 g,赤芍 15 g,白芍 15 g,川芎 10 g,桃仁 10 g,红花 10 g,蒲公英 30 g,甘草 5 g,炒麦芽 30 g,酸枣仁 30 g。

10 剂。水煎服,每日 1 剂。

四诊

患者病情痊愈。

【按】　刘国安在中医内调基础上,结合临床,内调外治,创制了多法并举的特色治疗。按患者带状疱疹发作的部位,以人体的胸胁和腰腹为分界,分为上、中、下三部位,并结合十二经络分布,尤以肺、肝、胆、肾经的为辨证重点,以及三焦辨证和脏腑辨证基础,建立的三部分诊法,具体体现在临床辨证的脏腑和用药有别,结合王清任的五瘀汤分部位治疗的原则,创立了三部分治,辨证合方。外治给以降龙搽剂外搽、结合梅花针和激光疼痛治疗仪治疗。降龙搽剂是刘国安多年临床应用的经验方,刘国安以《医宗金鉴》中黄蜡膏的组方思路,结合临床经验,选用了血竭、黄柏、三七等药,以清热解毒化湿、活血散瘀定痛、敛疮止血生肌为法,外搽患处,局部用药,直达病所,从而湿热得清解,毒瘀以消散,疱疹得以清解。

案 6　(王道坤医案)

张某,男,21 岁。

初诊(1998 年 8 月 9 日)

主诉:左侧胁肋部疼痛 3 日。

患者左侧胁肋部疼痛 3 日,继而出现红色斑疹,渐渐呈现水疱。局部有抽动感,入暮发热 2 日,口鼻气热。素有腹胀,矢气多,便溏。现腋下淋巴结肿大,触痛;从左侧肚脐至脊柱右侧 5 cm 以上、下宽 10~15 cm 水疱,口不渴,舌淡,苔薄白,水滑,脉沉缓。

中医诊断:蛇串疮。西医诊断:带状疱疹。

证属：脾虚湿蕴。治宜：清热解毒为主，兼以扶正。处方：祛湿愈疱汤。

生薏苡仁60 g，板蓝根30 g，化瘀散10 g（分冲），龙胆草15 g，滑石30 g，苍术12 g，白术12 g，黄柏10 g，马齿苋50 g，炙甘草10 g，砂仁6 g（后下），木香6 g，大枣10枚。

5剂。姜、枣引，水煎服，每日2次，早晚饭后1 h服。医嘱：忌食辛辣刺激、鱼虾、香菜、香椿等发物。

二诊（1998年8月15日）

药后患者水疱干燥，疼痛减轻，热退，腋下淋巴结肿大缩小，触痛不明显，大便略干，舌淡，苔薄白，脉沉缓。效不更方，上方加减。处方：

生薏苡仁60 g，板蓝根30 g，大枣10枚，化瘀散10 g（分冲），滑石30 g，苍术12 g，白术12 g，黄柏10 g，马齿苋50 g，炙甘草10 g，砂仁6 g（后下），木香6 g，龙胆草10 g。

7剂。姜、枣引，水煎服，每日2次，早晚饭后1 h服。医嘱同前。

三诊（1998年8月22日）

患者诸症悉减，大便略干，舌淡，苔薄白，脉沉缓。

前方减去龙胆草、黄柏，改滑石15 g、苍术15 g、白术15 g，加红花15 g、延胡索10 g。

7剂。姜、枣引，水煎服，每日2次，早晚饭后1 h服。

四诊（1998年9月4日）

患者开始脱痂，局部发痒，略疼痛，腹部不胀，饮食正常。舌淡苔薄白，脉沉缓。

嘱停药恢复。

【按】　本案患者男性，21岁，气血方盛，所患带状疱疹系感受疫毒邪气，正邪抗争，反应剧烈，郁结成毒而发于外，所致的灼热疼痛难忍。"诸痛痒疮，皆属于心"，心主血脉，又为君火，肝主风，属木藏血，而胆附于肝，为少火，如君少二火相并，势必火炎愈甚，急则动风动血，皮肤红肿疼痛剧烈。患者腹胀,矢气多,便溏,舌淡,苔水滑,脉沉缓,均为脾虚之象,湿邪困脾导致脾虚湿蕴,正气虚衰,邪气趁机侵袭体表而发病。方用自拟祛湿愈疱汤治疗,生薏苡仁、滑石、苍术、白术、黄柏健脾燥湿;板蓝根、龙胆草、马齿苋清热解毒;大枣、炙甘草调和诸药、和中补虚;化瘀散为王道坤自制散剂,活血化瘀;砂仁、木香行气止痛。

案7　(张正海医案)

方某,男,58岁。

初诊(1989年8月11日)

主诉:左肩胛下方米粒样疱疹,成索状,伴疼痛10余日。

左肩胛下方疼痛,5日之后才见局部皮肤出现米粒样疱疹,色红成索状,有的疱疹已见黄水样黏液,向外渗出,灼痛不已,入夜尤甚,衣服磨蹭更痛,数日来只好不穿上衣。伴口苦心烦,脑热昏闷,失眠少寐,大便干结,小溲短赤,舌黯苔黄腻,脉弦数。

中医诊断:蛇串疮。西医诊断:带状疱疹。

证属:肝经湿热,久蕴成毒,邪无出处,反透肌肤之象。治宜:清热利湿,通腑泄浊,宣肺排毒。处方:龙胆泻肝汤合麻杏苡甘汤加减。

龙胆草12g,焦栀子9g,黄芩9g,柴胡15g,木通9g,青黛6g(包煎),赤芍9g,炙麻黄6g,杏仁6g,薏苡仁30g,生甘草9g,芒硝6g(烊化)。

5剂。水煎服,每日1剂,每日2次。

二诊

上药服后,疱疹发出更多,有些如脓疱,绿豆粒大小,根基发红,疱液浑浊;有些似红疹,小如麻籽,颗颗相连,触目碍手;先前渗黄水的有部分已结痂,有部分渗出更多脓性分泌物。局部灼痛减轻,大便转稀,入夜能眠。说明蕴毒已有出路,通过肌肤透达于体外,由于毒邪外泄,致使热势骤衰而灼痛减轻,入夜能眠。药中肯綮,效不更方。

上方将炙麻黄量减为3g,继服5剂,以除邪务尽。虑肌肤破溃处恐受感染,嘱外购紫药水涂搽患部。

三诊

上药5剂后,再无新的疱疹发出,原先发出者黄水及脓性分泌物大减,许多已结痂,灼痛又有所减轻,已经能穿衣服了。但是部分皮肤出现现痛兼痒的感觉。说明内邪已透,然年老血虚湿滞在所难免,拟仲景当归芍药散加味以养血除湿。处方:

当归9g,白芍15g,川芎9g,土茯苓20g,泽泻15g,苍术9g,薏苡仁30g,白鲜皮12g,白蒺藜15g,红花9g,地肤子12g。

5剂。水煎服。

凡肌肤破溃处仍用紫药水涂搽。

四诊

除个别几处痂未脱外,大部已愈,皮肤平整,诸症消失,痂脱告愈。

嘱三诊方加乌梢蛇6g,继服5剂以善其后。

【按】 带状疱疹中医称缠腰火丹、蛇丹,当地民间叫缠腰龙。多系肝经湿热,久蕴成毒,结于肌肤而为。好发于嗜酒、酽茶,素体湿热之人。本病治疗多注重肝经湿热,以苦寒直折多可向愈。但是肝经湿热却表现在肌肤为患,这说明肝经湿热,久蕴成毒,由于小溲短少,大便秘结,毒邪无处发泄,而外透肌肤以疱疹的形式发出,因为皮肤是联系人体内外的枢机。另外,本例患者当疱疹出现之前,局部就表现出疼痛,当地医生曾按心脏病进行过处理,但均未见效,直到疱疹出现,才想到是带状疱疹。可见斯病疱疹出现与局部灼痛未必同步。还有一种情况是带状疱疹经过治疗痂脱和皮疹消退后,局部皮肤却还疼痛不止,这种病例时有所见,可通过活血化瘀、清热凉血、疏络止痛而愈。西医学认为带状疱疹乃病毒为患,病毒可侵犯人体神经系统,本人5年前曾治过一位面神经麻痹患者,常法数次无效,后详询此前面部曾患过带状疱疹,遂以清热除湿、活血化瘀、凉血疏络而面瘫很快得以纠正。

第十节 湿 疮

一、概述

湿疮是一种过敏性炎症性皮肤疾患。相当于西医学的湿疹。其特点是：皮损对称分布，多形损害，剧烈瘙痒，有渗出倾向，反复发作，易成慢性等。根据病程可分为急性、亚急性、慢性三类。急性湿疮以丘疱疹为主，炎症明显，易渗出；慢性湿疮以苔藓样变为主，易反复发作。多由于禀赋不足，饮食失节，或过食辛辣刺激荤腥动风之物，脾胃受损，失其健运，湿热内生，又兼外受风邪，内外两邪相搏，风湿热邪浸淫肌肤所致。急性者以湿热为主；亚急性者多于脾虚恋湿有关；慢性者则多久病耗伤阴血、血虚风燥，乃至肌肤甲错。《医宗金鉴·血风疮》指出："此证由肝、脾二经湿热，外受风邪，袭于皮肤，郁于肺经，致遍身生疮，形如粟米，瘙痒无度，抓破时津脂水浸淫成片，令人烦躁，口渴、瘙痒，日轻夜甚。"指出本病的发生与心、肺、肝、脾四经有密切的关系。

二、辨证分型

中医根据病因病机和临床特点进行辨证论治，可以分为以下几种证型。

（一）湿热蕴肤证

发病快，病程短，皮损潮红，有丘疱疹，灼热瘙痒无休，抓破时渗液流脂水，伴心烦口渴，身热不扬，大便干，小便短赤，舌红，苔薄白或黄，脉滑或数。治以清热利湿止痒。常用龙胆泻肝汤合萆薢渗湿汤加减。

（二）脾虚湿蕴证

发病较缓，皮损潮红，有丘疹，瘙痒，抓后糜烂渗出，可见鳞屑，伴纳少，腹胀便溏，易疲乏，舌淡胖，苔白腻，脉濡缓。治以健脾利湿止痒。常用除湿胃苓汤或参苓白术散加紫荆皮、地肤子、白鲜皮。

（三）血虚风燥证

病程久，反复发作，皮损色暗或色素沉着，或皮损粗糙肥厚，剧痒难忍，遇热或肥皂水洗后瘙痒加重，伴有口干不欲饮，纳差，腹胀，舌淡，苔白，脉弦细。治以养血润肤，祛风止痒，选方当归饮子或四物消风饮加丹参、鸡血藤、乌梢蛇。

三、外用治疗

根据皮疹特点选用清洁、止痒、抗菌、抗炎、收敛及角质促成剂等。急性无渗出或渗出不多的可用氧化锌油，渗出较多者3%用硼酸溶液冷敷，渗出减少后用糖皮质激素霜剂；亚急性期可选用糖皮质激素乳剂；慢性期可选用软膏、硬膏、涂膜剂等；顽固性局限性皮损可用糖皮质激素进行皮损内注射。

四、医案精解

案1 （王思农医案）

王某，女，49岁。

初诊（2018年11月20日）

主诉：双手对称起丘疹，搔抓后出现糜烂、渗出1周。

患者自述1周前，无明显诱因两指背及掌面出现针头至粟粒大小的丘疹，色红，搔抓后出现点状渗出及糜烂，夜间瘙痒剧烈，患者自行服用氯雷他定，涂抹复方醋酸地塞米松乳膏，未见好转。现诊见：两指背及掌面出现针头至粟粒大小的丘疹、丘疱疹，色红，搔抓后出现渗液，可见鳞屑，饮食、睡眠尚可，偶有便溏，每日3次，小便正常；舌淡胖，苔白腻，脉濡缓。

中医诊断：湿疮。西医诊断：湿疹。

证属：脾虚湿盛，虚实夹杂。治宜：健脾利湿。处方：

龙胆草12g，车前子12g，当归12g，生地12g，泽泻12g，柴胡12g，荆芥12g，防风12g，牛蒡子12g，麻黄9g，炒苍耳子12g，威灵仙20g，栀子

12 g,焦山楂 20 g,莱菔子 20 g,炒麦芽 20 g,陈皮 12 g,川木通 12 g,砂仁 12 g。

7 剂。水煎,早晚各 1 次,每日 1 剂。

二诊(2018 年 11 月 27 日)

患者自述明显好转,但两指背及掌面仍有少量的鳞屑,夜间无明显瘙痒,饮食增加,睡眠尚可,二便正常,舌淡,苔白腻,脉濡缓。

继续服药 1 周以巩固疗效。

【按】 王思农注重"治外必本诸内"的思想。本患者之症,红色丘疹,便溏,舌淡胖,苔白腻,脉濡缓,属脾虚湿盛,虚实夹杂,治宜健脾利湿。王思农用龙胆泻肝汤加减治疗,其中龙胆草、木通、车前子、泽泻祛湿热,当归、生地养血滋阴,柴胡作为引经药,荆芥、防风、牛蒡子、麻黄、炒苍耳子、威灵仙祛风胜湿,焦山楂、莱菔子、炒麦芽、陈皮、砂仁健脾祛湿合胃。诸药合用,标本兼顾,通补兼施,故能药到病除。王思农以内治外,在临床上取得了良好的效果。

案 2 （李树君医案）

严某,女,42 岁。

初诊(2000 年 9 月 2 日)

主诉:全身泛发皮疹伴剧烈瘙痒,反复不愈 3 年。

3 年前冬季开始在两小腿起两小片集簇丘疱疹,发痒,搔破后渗水,久治不愈,且范围越见扩大。1999 年冬渐播散至两前臂乃至周身,自服抗过敏药物病情无明显缓解。近日因饮食不慎,皮损再次复发并加重,平时胃脘部疼痛,食纳较差,食后腹胀,大便日两三次,完谷不化,便溏,不敢食生冷水果。检查:胸、腹及后背、四肢可见成片红斑、丘疹及集簇丘疱疹,渗水糜烂,搔痕结痂,部分呈黯褐色,瘙痒无度。脉缓滑,舌质淡,苔薄白腻。

中医诊断:浸淫疮。西医诊断:泛发性湿疹(亚急性)。

证属:脾阳不振,水湿内生,走窜肌肤,浸淫成疮。治宜:温阳健脾,芳香化湿。处方:

苍术 10 g,陈皮 10 g,藿香 5 g,仙茅 10 g,猪苓 10 g,桂枝 10 g,茯苓 10 g,泽泻 10 g,蛇床子 20 g。

10 剂。水煎,每日 1 剂,早晚分服。

外用:① 生地榆 30 g,水煎后湿敷渗水处。② 湿疹膏外用患处,每日 2 次。

二诊(2000 年 9 月 15 日)

药后皮疹较前减少,无明显渗液,瘙痒不甚,便溏,胃纳仍差,脉苔同前。宗前法。处方:

苍术 10 g,炒白术 15 g,藿香 5 g,陈皮 10 g,茯苓 20 g,炒薏苡仁 15 g,山药 20 g,仙茅 10 g,蛇床子 20 g,肉桂 5 g。

三诊(2000 年 9 月 26 日)

服前方 10 剂后,躯干皮损明显减轻,四肢皮损亦趋好转,大便成形,胃纳香,舌苔白腻渐化。

继从前法,上方去肉桂,加泽泻 10 g,水煎服 10 剂。

四诊(2000 年 10 月 3 日)

躯干、四肢皮损均已消退,原发小腿皮损尚未痊愈,仍宗健脾理湿大法,以期巩固。处方:

苍术 10 g,炒白术 15 g,陈皮 10 g,藿香 5 g,茯苓 20 g,泽泻 10 g,车前子 10 g,扁豆 10 g,炒薏苡仁 20 g。

五诊

嘱服 10 剂后,皮疹消退而愈。

【按】 本例泛发性湿疹,缠绵三载,其突出证候为脾阳不振,症见胃痛腹胀,纳呆便溏,食则完谷不化。主要原因为脾阳不振,运化失健,水湿停滞,外窜浸淫肌肤,发为浸淫疮;而且每逢冬令,病即加重,亦说明冬令阳气衰微之故。治疗上抓住其主要环节,采用温阳健脾,芳香化湿之剂。苍术、陈皮健脾燥湿,藿香芳香化湿,猪苓、茯苓、泽泻淡渗利湿,桂枝、肉桂通阳化气,仙茅、蛇床子补肾壮阳,温化除湿,佐用山药、扁豆、薏苡仁补脾止泻。病程 3 年,服药 40 剂而获愈,不仅脾胃症状完全消除,而泛发性皮损亦消失。
4 年后随访未复发。

案3 （王文春医案）

刘某,男,34 岁。

初诊（2003 年 1 月 29 日）

主诉:2 周前饮酒后周身出丘疹水疱。

患者于 2 周前饮酒后周身出丘疹水疱,瘙痒流水,日夜不安,伴口苦恶心,腹胀纳呆,身倦头昏,大便不干,在某医院按"亚急性湿疹"治疗未好转。近几日加重,皮损糜烂渗液加重,自己用卫生纸贴敷,每日要用 1 卷,痛苦异常。诊查:躯干四肢有多数大片红斑水肿性皮损,表面可见丘疹水疱糜烂渗液,少数区域结痂脱屑,多处皮损黏附卫生纸屑及污垢。舌质淡,舌苔白腻,脉弦滑。

中医诊断:湿疮。西医诊断:亚急性湿疹。

证属:湿热浸淫。治宜清脾除湿,佐以清热。处方:

生白术 10 g,生枳壳 10 g,生薏苡仁 30 g,赤苓皮 15 g,冬瓜皮 15 g,白鲜皮 30 g,苦参 15 g,车前子 15 g,泽泻 15 g,茵陈 30 g,黄芩 10 g,栀子 10 g,六一散 30 g(包)。

5 剂。水煎服,每日 2 次。

外用马齿苋、黄柏各 30 g 煎汤放温湿敷。

二诊（2003 年 2 月 6 日）

皮损水肿减轻,渗液明显减少,痒减轻,已能入睡数小时。处方:

生白术 10 g,生薏苡仁 10 g,赤苓皮 15 g,冬瓜皮 15 g,白鲜皮 30 g,苦参 15 g,车前子 15 g,泽泻 15 g,茵陈 30 g,黄芩 10 g,栀子 10 g。

4 剂。水煎服,每日 2 次。

三诊

又服 4 剂后痒止,糜烂逐渐平复,渗液止,再服 2 剂诸症全消,皮损脱屑,基本痊愈。

【按】《外科精义》曰:"夫渫法者,宣通行表,发散邪气,挟疮内清,盖汤水有药涤之功,此谓疏导腠理,通调血脉,使无凝滞也。"本例患者急性发作时证属湿热内蕴,复感毒邪,内外两邪相搏,充于腠理,浸淫肌肤而发,故以清热利湿、疏风止痒法治之。局部采用冷湿敷法,热者寒之,属中医证治法范围,初见成效。若此时一味以清热利湿法内治及冷湿敷法外治,则易伤阳助湿造成寒湿凝滞、气血不通之象,故用健脾除湿清解余热、清除内湿,外治采用马齿苋煎汤熏洗法,促进局部血液循环,内外结合,短期内收到奇效。

案4 (王文春医案)

常某,女,48岁。

初诊(2003年5月18日)

主诉:双手、双下肢起皮疹已10余年,加重1周。

患者双手、双下肢起疹已10余年,时轻时重,迁延不愈,近1周内乳房下方起类似皮疹,瘙痒,抓后流水结痂。自觉下肢沉重,并时有水肿,口淡无味,不渴,腹胀便溏,白带多而清稀。诊查:双手腕、手背,手指及小腿,乳房下方等处皮肤散布指甲至核桃大小的肥厚浸润性斑块,色素沉着,表面轻度糜烂渗出,部分皮损结痂脱屑并可见抓痕血痂。舌质淡,舌体胖嫩有齿痕,舌苔白腻,脉沉缓。

中医诊断:湿疮。西医诊断:慢性湿疹。

证属:血虚风燥。治宜:健脾除湿,润肤止痒。处方:

白术10g,茯苓15g,薏苡仁30g,枳壳10g,车前子15g,泽泻15g,厚朴10g,陈皮10g,白鲜皮30g,苦参15g,防己10g,赤石脂30g,夜交藤30g,丹参15g,片姜黄10g,木瓜10g。

水煎服,每日2次。

局部用5%黑豆馏油膏与黄连膏混匀外搽于干燥肥厚皮损,用甘草油调祛湿散外用于轻度糜烂性皮损。

二诊(2003 年 5 月 28 日)

手腕、小腿、乳房下方等处皮肤,散布指甲至核桃大小的肥厚浸润性斑块,色素沉着,表面轻度糜烂渗出,部分皮损结痂脱屑并可见抓痕未再见血痂。质淡,舌苔白腻,脉沉缓。治宜:健脾除湿,润肤止痒。处方:

白术 10 g,茯苓 15 g,薏苡仁 30 g,枳壳 10 g,车前子 15 g,泽泻 15 g,厚朴 10 g,陈皮 10 g,防己 10 g,赤石脂 30 g,夜交藤 30 g,丹参 15 g,片姜黄 10 g,木瓜 10 g。

水煎服,每日 2 次。

【按】 若此时一味以清热利湿法内治及冷湿敷法外治,则易伤阳助湿,造成寒湿凝滞、气血不通之象,故用健脾除湿、清解余热清除内湿,外治局部用 5% 黑豆馏油膏与黄连膏混匀外搽于干燥肥厚皮损,用甘草油调祛湿散外用于轻度糜烂性皮损。促进局部血液循环,内外结合,短期内收到奇效。

案5 （王文春医案）

郭某,女,38 岁。

初诊(2003 年 5 月 21 日)

主诉:自幼患湿疹,此次食海鱼后皮疹出现并加重 3 周余。

患者自幼患湿疹,多于夏秋多雨季节或饮食不节时加重。此次食海鱼后皮疹加重已 3 周,瘙痒剧烈,抓后流水,心烦口渴,白带多,颜色黄、味臭,大便数日未行,小便黄赤。曾在外院就医,诊断为"慢性湿疹急性发作",口服泼尼松每日 30 mg 及氯雷他定等,病情未减。诊查:双耳、躯干、四肢共有数处红斑丘疹水疱,部分糜烂,渗出是对称分布。部分区域可见抓痕结痂,肩、肘、胸窝可见肥厚粗糙皮损。舌质红,苔黄腻,脉弱滑。

中医诊断:湿疮。西医诊断:慢性湿疹急性发作。

证属：湿热浸淫。治宜：清热利湿，佐以凉血。处方：

龙胆草 10 g，黄芩 10 g，生地 15 g，生栀子 10 g，生石膏 30 g（先煎），藿香 10 g，茵陈 15 g，车前草 30 g，车前子 15 g，泽泻 15 g，白鲜皮 30 g，苦参 15 g，六一散 30 g，板蓝根 30 g，马齿苋 30 g。

5 剂。水煎服，每日 2 次。

局部外用马齿苋 30 g，黄柏 30 g，煎汤冷湿敷。

二诊（2003 年 6 月 1 日）

瘙痒明显减轻，糜烂渗出减少，皮疹开始消退，大便已行。舌质变淡，舌苔白腻，脉滑。治宜清热利湿，佐以凉血。处方：

生地 15 g，藿香 10 g，茵陈 15 g，生白术 10 g，枳壳 10 g，薏苡仁 30 g，生芡实 10 g，川草薢 10 g，车前子 15 g，泽泻 15 g，白鲜皮 30 g，苦参 15 g，板蓝根 30 g，马齿苋 30 g。

10 剂。水煎服，每日 2 次。

于湿润皮损处，用甘草油调祛湿散外敷；干燥皮损处，外用黄连膏。

三诊（2003 年 6 月 5 日）

皮疹大部消退，瘙痒明显减轻，心烦除，夜寐安，舌质变淡，舌苔白，脉弦滑。治宜清热利湿，佐以凉血。处方：

生地 15 g，藿香 10 g，茵陈 15 g，生白术 10 g，生枳壳 10 g，生薏苡仁 30 g，生芡实 10 g，川草薢 10 g，车前子 15 g，泽泻 15 g，白鲜皮 30 g，苦参 15 g，板蓝根 30 g，当归 10 g，夜交藤 30 g。

10 剂。水煎服，每日 2 次。

四诊（2003 年 7 月 1 日）

此次发病的新生皮损全部消退，已无明显痒感。舌质淡，舌苔白，脉弦。治宜清热利湿，凉血润肤。处方：

生地 15 g，藿香 10 g，茵陈 15 g，生白术 10 g，生薏苡仁 30 g，生芡实 10 g，川草薢 10 g，车前子 15 g，白鲜皮 30 g，苦参 15 g，板蓝根 30 g，当归 10 g，夜交藤 30 g，基本治愈。

【按】 湿疹变化多症状复杂,好治亦难治,治疗得法立竿见影,治疗不当则久治不愈,甚至诱发红皮病。慢性湿疹由于湿热蕴久耗伤阴血,可致血虚风燥,应投以养血润肤,从湿热着手,除湿治其本,清热治其标。慢性湿疹因久病耗伤阴血,应投以养血润燥之品,但不能忽视健脾除湿兼清余热。此外,湿乃重浊有质之邪,湿热互结于里,宣清剂容易令伤病情加重甚至激化。局部采用冷湿敷法,热者寒之,属中医证治法范围,初见成效。用健脾除湿清解余热与内湿,外治采用马齿苋煎汤熏洗法,促进局部血液循环,内外结合,短期内收到奇效。

案6 (王文春医案)

李某,男,40岁。

初诊(2003年6月11日)

主诉:3日前皮肤抓后潮红肿胀,起水疱流黄水。

3日前不明原因患者面部及上肢灼热瘙痒,抓后皮肤潮红肿胀,起小水疱流黄水。发病前未接触及食用过特殊物品和食物,患者家居住处潮湿,过去间断起过红斑丘疹,病后自觉心烦失眠,口渴不思饮,大便两日未行,小便黄赤而少,曾在某医院口服苯海拉明并静脉注射葡萄糖酸钙,症状未减轻。诊查:项颈部、口周、双耳、肩背及双上肢皮肤潮红肿胀,并散布密集的红色丘疹、水疱。部分丘疹、水疱融合成片,表面溃破糜烂渗出结痂。舌质红,苔黄腻,脉洪大而数。

中医诊断:急性湿疮。西医诊断:急性湿疹。

证属:湿热互结。治宜:清热除湿,利水消肿,凉血解毒。处方:

龙胆草10 g,黄芩10 g,生地30 g,生栀子10 g,生石膏30 g(先煎),六一散30 g(包),车前草30 g,冬瓜皮15 g,白鲜皮30 g,牡丹皮15 g,马齿苋30 g,板蓝根30 g,白茅根30 g。

5剂。水煎服,每日2次。

局部外用马齿苋30 g、黄柏30 g。煎水5 000 ml,放冷后湿敷。

二诊(2003 年 6 月 18 日)

水肿大消,渗出减少,部分皮损已干燥,舌质红、苔黄腻,脉洪大而数。治宜:清热除湿,利水消肿,凉血解毒。处方:

龙胆草 10 g,黄芩 10 g,生地 30 g,生栀子 10 g,生石膏 30 g(先煎),六一散 30 g(包),车前子 30 g,白鲜皮 30 g,牡丹皮 15 g,马齿苋 30 g,板蓝根 30 g,白茅根 30 g,地肤子 15 g,泽泻 15 g。

8 剂。水煎服,每日 2 次。

局部外用甘草油调祛湿散外敷,已干燥的皮损用黄连膏外敷。

三诊(2003 年 6 月 28 日)

皮损干燥脱屑,痒止,舌质红、苔黄,脉弦。治宜清热除湿,凉血解毒。处方:

龙胆草 10 g,黄芩 10 g,生地 30 g,生栀子 10 g,生石膏 30 g(先煎),六一散 30 g(包),车前子 30 g,白鲜皮 30 g,牡丹皮 15 g,马齿苋 30 g,柴胡 15 g,丹参 20 g。

基本治愈。

【按】 由于禀赋不耐,饮食失节,或过食辛辣刺激荤腥动风之物,脾胃受损,失其健运,湿热内生,又兼外受风邪,内外两邪相搏,风湿热邪浸淫肌肤所致。急性者以湿热为主,亚急性者多于脾虚湿盛有关;慢性者则多病久耗伤阴血,血虚风燥,乃致肌肤甲错,发于小腿者常由经脉弛缓,青筋暴露,气血运行不畅,湿热蕴阻,脉失濡养所致。《医宗金鉴·血风疮》指出:"此证由肝脾二经湿热,外受风邪,袭于皮肤,郁于肺经,致遍身生疮,形如粟米,瘙痒无度,抓破时,津脂水浸淫成片,令人烦躁,口渴,瘙痒,日轻夜甚。"指出本病的发生与心、肺、肝、脾四经的病变有密切的关系。

案 7 (王文春医案)

邵某,男,11 个月。

初诊(2004 年 3 月 28 日)

主诉：出生不久头部出红疹、痒且发展增多。

患儿生后不久头部出红疹、痒，渐扩展到面、颈、胸腹，近日皮损加重，湿润流水，遇热痒甚，烦躁哭闹。患儿母乳加牛奶喂养，纳可，大便干结，小便短赤，曾多方诊治，时轻时重，迁延不愈。诊查：营养中等，发育良好，面部潮红，颜面、头皮、颈胸腹多处粟粒状红斑丘疹水疱，部分融合成片，部分破溃呈鲜红色糜烂面，渗液较多，部分结有黄色痂皮。舌质红，花剥苔，地图舌，脉微数。

中医诊断：婴儿湿疮。西医诊断：婴儿湿疹。

证属：脾胃积滞，湿热蕴蒸。治宜：清脾消导，清热除湿。处方：

生白术 3 g，生枳壳 3 g，生薏苡仁 10 g，炒莱菔子 3 g，焦三仙各 3 g，焦栀子 3 g，黄芩 3 g，马齿苋 10 g，白鲜皮 10 g。

5 剂。水煎服，每日 2 次。

同时，每晚用马齿苋每日 30 g 煎汤湿敷后用甘草油调除湿散外搽。

二诊(2004 年 4 月 5 日)

颜面、头皮渗出减少，皮损逐渐干燥，大便正常，已能安静入睡，舌质红，花剥苔，地图舌，脉微数。证属：脾胃积滞，湿热蕴蒸。治宜：清脾消导，清热除湿。处方：

生白术 3 g，生枳壳 3 g，生薏苡仁 10 g，炒莱菔子 3 g，焦三仙各 3 g，焦栀子 3 g，黄芩 3 g，马齿苋 10 g，厚朴 10 g，白鲜皮 30 g，山药 6 g，苍术 6 g。

7 剂。水煎服，每日 2 次。

对面颈部皮损改用黄连膏外搽。

三诊(2004 年 4 月 12 日)

皮损逐渐消退，痒缓解，大便通畅。舌质红，苔白，脉微数。证属：脾胃积滞，湿热蕴蒸。治宜：清脾消导，清热除湿。处方：

生白术 3 g，生枳壳 3 g，党参 6 g，炒莱菔子 3 g，焦三仙各 3 g，焦栀子 3 g，黄芩 3 g，马齿苋 10 g，厚朴 10 g，白鲜皮 30 g，山药 6 g，苍术 6 g。

7 剂。

水煎服,每日 2 次。

四诊

基本痊愈。

【按】 婴儿湿疹中医文献中称为胎癣、奶癣、胎风、胎赤等。《外科正宗》记载:"奶癣,儿在胎中,母食五辛,久餐炙煿,遗热与儿,生后头面遍身发为奶癣,流脂成片,睡眠不安,搔痒不绝。"《医宗金鉴·外科心法要诀》胎癣记载:"此证生婴儿头顶,或生眉端,又名奶癣,痒起白屑,形如癣病。"由胎中血热,落草受风缠绵,此系干癣。有误失烫洗,皮肤起粟,搔痒无度,小黄水浸淫,延及遍身,即成湿癣。"乳婴儿皮肤娇嫩,湿热蕴于肌肤,始则发红瘙痒,经常搔抓糜烂,擦则皮肤粗糙脱屑或糜烂流水。"

案 8 （王文春医案）

师某,男,34 岁。

初诊(2004 年 9 月 18 日)

主诉:阴囊部湿润、瘙痒、流水 7 年,加重 3 周。

患者近 7 年来阴囊部湿润、糜烂、流水、瘙痒,严重时坐卧不安,影响工作与休息。近 3 周加重,内裤也被渗液浸湿,走路困难,十分痛苦,自觉头昏乏力,纳食不香,胸腔满闷,大便不爽。诊查:双侧阴囊皮肤肿胀肥厚粗糙,多处糜烂渗出,并可见抓痕血痂,有臭味。又大腿内侧皮肤粗糙肥厚、苔藓样改变并有色素沉着。舌质淡、舌尖红,苔白腻中心微黄,脉弦滑。

中医诊断:肾囊风。西医诊断:阴囊湿疹。

证属:蕴湿化热,湿热下注。治则:健脾除湿,清热解毒凉血。处方:

藿香 10 g,茵陈 30 g,白术 10 g,枳壳 10 g,薏苡仁 30 g,车前草 30 g,泽泻 15 g,防己 10 g,苦参 15 g,木通 6 g,黄柏 10 g,龙胆草 6 g,生地 15 g,牡丹皮 15 g,六一散 30 g(包),地肤子 15 g。

5剂。水煎服,每日1剂,早晚分服。

局部用马齿苋30 g、黄柏30 g、苦参15 g、蛇床子15 g、百部10 g,煎水外洗,再以甘草油调祛湿散外敷。

二诊(2004年9月24日)

糜烂渗出大减,瘙痒见轻,已可入睡,又服3剂后皮疹明显消退,肿胀减轻,二便通利,舌淡,苔白,脉缓。治宜:健脾除湿,清热解毒凉血。处方:

藿香10 g,白术10 g,枳壳10 g,薏苡仁30 g,车前草30 g,泽泻15 g,苦参15 g,黄柏10 g,生地15 g,牡丹皮15 g,六一散30 g(包),地肤子15 g,当归10 g,夜交藤30 g,丹参15 g。

10剂。水煎服,每日1剂,早晚分服。

外用药改为黄连膏,5%黑豆馏油膏混匀外用。

三诊(2004年9月30日)

瘙痒止,皮损变平,痂皮脱落,肿胀消退,改服除湿丸,秦艽丸巩固疗效,3周后治愈。

【按】 湿疹变化多症状复杂,既好治亦难治,治疗得法,立竿见影,治疗不当则久治不愈,甚至诱发红皮病。阴囊湿疮为湿疮中常见的一种局限于阴囊皮肤,有时可延至肛周,甚至阴茎部。有潮湿型和干燥型两种,前者表现为整个阴囊肿胀,潮红,轻度糜烂,流滋,结痂,日久皮肤肥厚,皮色发亮,色素加深,后者潮红,肿胀不如前者,皮肤浸润加厚,呈灰色,上覆鳞屑,且有裂痕,因经常搔抓而有不规则大小色素消失,瘙痒剧烈,夜间更甚,常影响睡眠和工作。

案9 (赵党生医案)

李某,男,55岁。

初诊(2019年4月8日)

主诉:两手臂瘙痒,搔抓后出现溃烂、渗出2年。

患者诉2年前无明显诱因两手臂内侧出现瘙痒,抓破渗液流脂水,其间未予重视,仅局部涂抹"湿疹膏",症状有所缓解,但一直未能治愈。病情反复发作,时发时止,缠绵不愈且病变范围蔓延至双下肢,剧烈瘙痒,夜间尤甚,难以入眠。伴口干、纳差腹胀、烦躁易怒、大便干,小便正常。诊见:患者双手臂内侧及大腿内侧皮损粗糙肥厚,可见鳞屑、抓痕、色素沉着、少许糜烂渗出。舌淡,苔薄白,脉细弦。

中医诊断:湿疮。西医诊断:慢性湿疹。

证属:血虚风燥。治宜:养血润肤,祛风止痒。处方:

当归20 g,白芍12 g,川芎12 g,生地12 g,炒蒺藜15 g,黄芪15 g,防风10 g,荆芥10 g,制何首乌12 g,白鲜皮15 g,薄荷10 g,柴胡12 g,郁金12 g,牡蛎30 g,玄参12 g,赤芍12 g,炙甘草10 g。

7剂。水煎服,分早、中、晚3次服用。

局部火针(主要针对苔藓样变,皮损粗糙肥厚处),每周1次。

二诊

患者瘙痒明显减轻,诸症基本消退。

继续按原方法内外治疗1周痊愈。

【按】 久病耗伤阴血,致血虚生风化燥,肌肤失养,皮损色暗或色素沉着,剧痒,或皮损粗糙肥厚;阴血不足则口干,脾虚则纳差腹胀;舌淡、苔白、脉细弦为血虚风燥之象。故用养血润肤,祛风止痒之当归饮子加减。方中当归、白芍、何首乌、川芎、生地、黄芪、炙甘草补虚养血润燥;荆芥、防风、炒蒺藜、白鲜皮祛风止痒;薄荷散风清热疏肝;因患者心烦易怒,加柴胡、郁金疏肝解郁;苔藓样变严重者,加牡蛎、玄参、赤芍软坚散结。诸药合用,重在养血祛风,润燥止痒,标本兼顾,故能药到病除。本病的治疗难点在控制慢性湿疹的反复发作,故使用火针治疗慢性湿疹等瘙痒性皮肤病后可使皮损处瘙痒迅速减轻,从而减少搔抓等刺激;针刺后局部形成痂壳,自行脱落后使皮损变薄,能迅速缓解粗糙肥厚等症状,用于治疗瘙痒性、增生性、顽固性皮肤病效果显著。

◎ 第十一节 瘾 疹 ◎

一、概述

瘾疹是一种皮肤出现红色或苍白色风团,时隐时现的瘙痒性、过敏性皮肤病。相当于西医学的荨麻疹。《诸病源候论·风瘙身体瘾疹候》中曰:"邪气客于皮肤,复逢风寒相折,则起风瘙瘾疹。"其特点是:皮肤上出现瘙痒性风团,发无定处,骤起骤退,退后不留痕迹。其病因病机是先天禀赋不足,卫外不固,风邪乘虚侵袭所致;或表虚不固,风寒、风热外袭,客于肌表,致使营卫失调而发;或饮食不节,过食辛辣肥厚,或有肠道寄生虫,使胃肠积热,复感风邪,内不得疏泄,外不得透达,郁于皮毛腠理之间而发。此外,情志内伤,冲任不调,肝肾不足,血虚生风生燥,阻于肌肤也可发生。

二、辨证分型

中医根据病因病机和临床特点进行辨证论治,可分为以下几种证型。

(一)风热犯表证

风团鲜红,灼热剧痒,伴有发热、恶寒、咽喉肿痛,遇热则皮疹加重,舌苔薄白或薄黄,脉浮数。治以疏风清热,解表止痒。常用消风散加减。

(二)风寒束表证

皮疹色白,遇风寒加重,得暖则减,口不渴,舌质淡,舌苔白,脉浮紧。治以疏风散寒,解表止痒。常用桂枝麻黄各半汤加减。

(三)胃肠湿热证

风团片大色红,瘙痒剧烈,发疹的同时伴有脘腹疼痛,恶心呕吐,神疲纳呆,大便秘结或泄泻,舌质红,苔黄腻,脉弦滑数。治以疏风解表,通腑泄热。常用防风通圣散加减。

(四)血虚风燥证

反复发作,迁延日久,午后或夜间加剧,伴心烦易怒,口干,手足心热,舌红少津,脉沉细。治以养血祛风,润燥止痒,方药当归饮子加减。

三、医案精解

案 1 （赵党生医案）

张某,女,47 岁。

初诊(2018 年 2 月 22 日)

主诉:全身皮肤风团、瘙痒 10 余年,加重 1 个月。

患者间断性出现全身皮肤瘙痒 10 余年,经中西医治疗症状时消时发,一直未愈。1 个月前因去海边旅游食海鲜,双下肢出现红色疹块,瘙痒,未重视,第二日前胸及后背亦出现大片红疹,扁平,瘙痒剧烈,遂在当地医院静脉滴注地塞米松、抗组胺药物等治疗后症状短暂缓解,药效过后遂即复发,一直无法完全消退,遂来诊。诊见:四肢、躯干可见散在红色疹块,瘙痒,舌红苔薄黄,脉细数。查幽门螺杆菌(HP)(＋)。

中医诊断:瘾疹。西医诊断:荨麻疹。

证属:血虚风燥。治宜:养血祛风润燥。处方:当归饮子加减。

银柴胡 15 g,防风 10 g,乌梅 6 g,五味子 6 g,生甘草 10 g,当归 10 g,赤芍 15 g,生地 15 g,白蒺藜 30 g,黄芪 30 g,荆芥 10 g,制何首乌 15 g,川芎 15 g。

7 剂。水煎服,每日 1 剂。

西药给予抗 HP 三联疗法:兰索拉唑肠溶片 15 mg 口服,每日 2 次(晨起空腹、晚睡前);克拉霉素胶囊 250 mg 口服,每日 2 次(中、晚饭后 0.5 h);阿莫西林 1 g 口服,每日 2 次(早、晚饭后 0.5 h)。治疗 7 日后皮疹、瘙痒感完全消退。继服抗 HP 三联疗法,1 周后停药观察两周,复查 HP(－)。随访 1 年未见新皮损出现,临床治愈。

【按】 瘾疹总因禀赋不耐,人体对某些物质过敏所致。本病例因气血不足,虚风内生致风邪搏结于肌肤而发病。血虚日久则肌肤失养,化燥生风,风气搏于肌肤,故风团、瘙痒反复迁延日久达 10 余年。因此以当归饮子加减养血祛风润燥。西医学研究显示,各种感染因素均可引起荨麻疹,包括:细菌感染如咽炎、扁桃体炎、副鼻窦炎、胆囊炎、阑尾炎、胃炎、脓疱疮、疖等;病毒感染如肝炎病毒、柯萨奇病毒;寄生虫感染如蛔虫、钩虫、蛲虫等;念珠菌及浅部真菌感染等。HP是诱发胃炎、消化性溃疡、胃癌及荨麻疹的常见病因之一,只有对因治疗,用抗 HP 三联疗法清除了 HP,荨麻疹才能根治。

案2 (王道坤医案)

田某,男,63岁。

初诊(2005 年 12 月 22 日)

主诉:全身瘙痒,伴胸腹四肢斑丘疹时起时伏2月余。

患者全身瘙痒,手足心尤重,伴胸腹四肢斑丘疹时起时伏2月余。平素脾胃虚弱,无糖尿病史,无肝病史。患者自10月1日到饭店进食螃蟹后,即全身发痒,手足心尤重,伴皮肤时起斑丘疹,出没不定,以致心烦不得安,痛苦异常,曾到某中心医院就诊,西医诊断为荨麻疹,内服依巴斯汀、泼尼松、氯苯吡胺等药;外用炉甘石洗剂。初用时瘙痒减轻,但不日复痒如初,后又到药店自购特非那定、维生素 C 片等药,服后效不明显,仍痒,以致病情迁延两月余。无奈转而求中医。现全身瘙痒甚,手足心尤重,胸腹、腰及四肢部起红色风疹块,起伏不定,心神不安,舌淡红,苔薄黄,舌下静脉青紫,脉细弦略数。

中医诊断:瘾疹。西医诊断:荨麻疹。

证属:血虚风燥,热毒内郁。治宜:养血活血,凉血清热,祛风止痒。处方:四味汤加味。

丹参 30 g,川黄连 10 g,生地 30 g,赤芍 12 g,当归 15 g,川芎 10 g,蒲公英 15 g,藕节炭 15 g,桔梗 15 g,紫苏 30 g,白茅根 30 g,炒荆芥 30 g,炒防风 30 g,化瘀散 10 g。

5剂。水煎服,每日2次,早晚饭后1h服。

二诊(2005 年 12 月 27 日)

身上风疹块已消,并不再起,全身瘙痒减轻,其间唯手足心瘙痒加重,患者形容为"钻心痒",欲用针刺,但服第四剂药后全身及手足心痒全消,风疹块未再起,继服 3 剂,以巩固疗效。3 日后来电云:瘙痒风疹已彻底消失,未再发作。

【按】 本病又名"风瘾疹",俗称风疹块,发病机制与内伤七情及饮食起居失调有关,亦与外因诱发有关,外因中又以风为主要因素。风为阳邪,善行而数变,故风疹块发无定处,此起彼伏顽痒异常。王道坤认为本病例为老年患者,平素脾胃虚弱,气血不足,前因饮食失节,引起营卫失和,正气不足,卫外之气不固,又失治延治,久病入络入血,风与血合,化为热毒之气,不得发泄,故全身剧痒,泛发红色斑丘疹。应以养血活血、凉血解毒、祛风止痒为法,本病在于血虚兼瘀,故用四物汤赤芍易白芍,以养血活血治本,丹参化瘀凉血活血,解血中伏热,体现"治风先治血,血行风自灭"之意。并且现代药理证明,活血化瘀可改善微循环,降低毛细血管通透性,调节免疫功能,从病机上去除发疹之因。病标在于风邪浸入肌肤血络,郁而不发,化热化毒,故用炒荆芥以疏通散邪止痒,炒黑者使药效入血也。"气为血之帅",气行则血行,故用枳壳、桔梗、紫苏梗疏通肺胃之气,行气则助血运,川黄连、蒲公英、桑白皮、白茅根清热解毒,藕节炭涩平止血而除烦。以上药物共奏养血活血、凉血解毒、祛风止痒之功甚和病机,故顽痒顽疹一朝得愈。

第十二节　药　毒

一、概述

药毒是指药物通过口服、注射或皮肤黏膜直接用药等途径,进入人体后所引起的皮肤或黏膜的急性炎症反应。相当于西医的药物性皮炎,亦称药疹。其特点是:发病前有用药史,并有一定的潜伏期,常突然发病,皮损形态多样,颜色鲜艳,可泛发或仅限于局部。其病因病机是:总由禀赋不耐,邪毒侵犯所致。或禀血热之体,受药毒侵扰,火毒炽盛,燔灼营血,外发皮肤,内攻脏腑;或禀湿热之体,受药毒侵扰,体内湿热蕴蒸,郁于肌肤;病久药毒灼伤津液,气阴两伤,肌肤失养。或阴液耗竭,阳无所附,浮越于外,病重而危殆。引起本病的药物较多,任何一种药物在一定条件下都有引起药疹的可能,常引起的药疹的药物有抗生素类、解热镇痛类、磺胺类、巴比妥类、安眠药及各种预防接种的生物制品。近来也有某些中药、中成药引起药疹的报道。

二、辨证分型

中医根据病因病机和临床特点进行辨证论治,可分为以下几种证型。

(一)湿毒蕴肤证

皮疹为红斑、丘疹、风团、水疱,甚则糜烂渗液,表皮剥脱,伴灼热剧痒,口干,大便燥结,小便黄赤,或有发热,舌红,苔薄白或黄,脉滑或数。常用萆薢渗湿汤加减。

(二)热毒入营证

皮疹鲜红或紫红,甚则为紫斑、血疱,灼热痒痛,伴高热,神志不清,口唇焦躁,口渴不欲饮,大便干结,小便短赤,舌红绛,苔少或镜面舌,脉洪数。常用清营汤加减。

(三)气阴两虚证

严重药疹后期大片脱屑,伴低热,神疲乏力,气短,口干欲饮,舌红,少苔,脉细弱。常用增液汤合益胃汤加减。

三、医案精解

案 (王文春医案)

肖某,男,39岁。

初诊(2005年10月21日)

主诉:口唇麻木伴呼吸困难1日。

昨日受凉后头痛鼻阻,发热畏寒,咽喉肿痛,今晨加重。伴咳嗽,咳少量白色黏液性痰,在某医院诊断为"上呼吸道感染",给予头孢氨苄胶囊口服,0.5 h后即感口唇麻木,胸闷不适,体温升高,随即呼吸困难,立即来我院就诊。化验:周围血白细胞计数及中性粒细胞升高,嗜酸性粒细胞6%。诊查:体温38.9℃,血压75/45 mmHg,脉搏120次/min,神志清,精神差,呼吸急促,全身皮肤潮红,轻度水肿,手足发冷,末梢循环差,咽充血,扁桃体Ⅱ肿大,双肺呼吸音粗糙,可听到少许痰鸣音。舌质红,苔黄厚腻,脉细数。

中医诊断:药毒。西医诊断:药物性皮炎并发过敏性休克。

立即静脉输入5%糖盐水1 000 ml加氢化泼尼松200 mg,维生素C 2 g,并配合使用多巴胺、阿拉明等药物调节血压,2 h后血压回升稳定在120/75 mmHg,6 h后停用调节血压药物,精神好转,全身皮红色网团增多,大部融合成块,面部红肿严重。

证属:热毒入营。治宜:清热凉血解毒,养阴益气扶正。处方:

羚羊角粉6 g,金银花30 g,连翘15 g,板蓝根30 g,生地30 g,玄参30 g,石斛30 g,麦冬15 g,天花粉15 g,白茅根30 g,黄连10 g,黄芪30 g,人参10 g(另煎服)。

2剂(急煎)。分4次服。

二诊(2005年10月22日)

次晨体温降至36.5℃,精神食欲好转,红斑变暗,未起新皮疹。服药2日,全身红肿开始消退,部分呈小片脱屑,微痒。舌质红,苔薄白。证属:热毒入营。治宜:清热凉血解毒,养阴益气扶正。处方:

金银花30 g,连翘15 g,板蓝根30 g,生地30 g,玄参30 g,车前子、车前草各15 g,泽泻15 g,天花粉15 g,白茅根30 g,黄芪30 g。

2剂。水煎,分2次服。

三诊(2005年10月25日)

病情明显好转,已可下地活动,体温正常,血压稳定,稍感头昏乏力,四肢远端仍红肿。舌质红,苔白,脉沉细。证属:气阴两伤,余毒未消。治宜:

养阴益气,清解余毒。处方:

南沙参、北沙参各 15 g,黄芪 15 g,党参 15 g,生地 15 g,牡丹皮 15 g,白术 10 g,薏苡仁 30 g,扁豆 10 g,厚朴 10 g,车前子、车前草各 15 g,六一散 30 g(包),地肤子 15 g。

皮损外用清凉膏,停用激素及输液。

四诊(2005 年 11 月 5 日)

服药 15 剂,全身皮肤红斑消退,有糠皮状细碎脱屑,口腔糜烂消退,舌质红,苔白,脉细。证属:气阴两伤,余毒未消。治宜:养阴益气,清解余毒,处方:

南沙参、北沙参各 15 g,黄芪 15 g,党参 15 g,生地 15 g,牡丹皮 15 g,白术 10 g,薏苡仁 30 g,扁豆 10 g,厚朴 10 g,车前子、车前草各 15 g,六一散 30 g(包),地肤子 15 g。

继服 15 剂,痊愈。

【按】　本例系重症药物性皮炎伴过敏性休克,故采取中西医结合抢救措施进行综合治疗。由于高热毒邪炽盛,气阴大伤,必须解毒与养阴,祛邪与扶正并重。羚羊角粉冲服,清营凉血,以防毒热入里、内传心包、扰伤神明,肝风内动而发生抽搐;配合金银花、连翘、板蓝根、黄连清热解毒;人参另煎服与黄芪益气固表,大剂量生地、玄参、无花粉、麦冬、石斛养阴生津解毒,毒热渐清,正气恢复。休克纠正,危象解除后,又以养阴益气佐清热余毒之法,以收全功。本例根据湿毒热邪作用于机体后的不同反应辨证论治,有机地结合中西医疗法,是治疗危重的药物性过敏性休克的成功范例。

第十二节　油　风

一、概述

油风是一种头发突然发生斑块状脱落的慢性皮肤病。因头发脱落之处头皮光亮而得名,又称鬼剃头。本病相当于西医学的斑秃。临床特点是:突然发生斑片状脱发,脱发区皮肤变薄,多无自觉症状。可发生于任何年龄,多见于青年,男女均可发生。《外科正宗·油风云》:油风乃血虚不能随气荣养肌肤,故毛发根空,脱落成片,皮肤光亮,痒如虫行,此皆风热乘虚攻注而然。中医认为过食辛辣厚味,或情志不遂,抑郁化火,损阴耗血,血热生风,风热上窜颠顶,毛发失于阴血濡养而突然脱落;或情志内伤,气机不畅,气滞血瘀致毛发失荣,及跌扑损伤,瘀血阻络,清窍失养致发脱不生;或久病及产后致气血两虚,精血亏虚,毛发失养而脱;或肝肾不足,精不化血,血不养发,肌腠失润,几无生长之源,毛根空虚而发落成片,甚至全身毛发脱落。

二、辨证分型

中医根据病因病机和临床特点进行辨证论治,可分为以下几种证型。

(一)血热风燥证

突然脱发成片,偶有头皮瘙痒,或伴有头部烘热,心烦易怒,急躁不安;舌质红,苔薄,脉弦。治以凉血息风,养阴护发。常用四物汤合六味地黄丸汤加减。

(二)气滞血瘀证

病程较长,头发脱落前先有头痛或胸胁疼痛等症,伴夜多噩梦,烦热难眠,舌质暗红,有瘀点、瘀斑,苔薄,脉沉细。治以通窍活血,祛瘀生发。常用通窍活血汤加减。

(三)气虚两虚证

多在病后或产后头发呈斑块状脱落,并呈渐进性加重,范围由小而大,毛发稀疏枯槁,触摸易脱,伴唇白,心悸,气短懒言,倦怠乏力,舌质淡,舌苔薄白,脉细弱。治以益气补血,养血生发。常用八珍汤加减。

(四)肝肾不足证

病程日久,平素头发焦黄或花白,发病时呈大片均匀脱落,或全身毛发脱落;伴头昏、耳鸣,目眩,腰膝酸软,舌质淡,苔薄,脉细。治以滋补肝肾,养阴生发。常用七宝美髯丹加减。

三、医案精解

案 1 （杨家蕊医案）

赵某,女,31 岁。

初诊

主诉：斑片状脱发 3 月余,伴失眠半年。

患者述因家中有难事,故思虑难断,郁郁寡欢,以致夜不能寐,多梦易惊,心烦不宁已有半年,近 3 个月来发现头皮油脱发斑片约 6 处,小片如杏核,大片如手掌大小,经在多处服中西药治疗未见好转,经人介绍特来我处求治。症见：察头皮见两侧及枕部共 6 处脱发斑,其上光滑,2 片较大脱发斑,中心略陷下色发暗,触之软,弹性差,述心烦失眠、多梦易惊,舌尖红苔黄腻。

中医诊断：油风。西医诊断：斑秃。

证属：肝郁气滞,痰热上扰,发失所养。治宜：疏肝解郁,清热化痰,养血生发。方以逍遥汤和温胆汤化裁。处方：

柴胡 15 g,当归 15 g,白芍 15 g,白术 15 g,茯苓 15 g,生姜 15 g,薄荷 6 g,半夏 6 g,陈皮 9 g,竹茹 6 g,枳壳 6 g,炙甘草 6 g,灯心草 6 g,栀子 6 g。

7 剂。凉水煎服,每日 1 剂,1 剂 2 煎。兑匀分 2 次服,上、下午各服 1 次。

局部用七星针叩刺,隔日 1 次。每日用生姜切片,烤热外搽 1 日。

医嘱：勿食辛腥发物,饮食宜清淡。保持睡眠时间充足,勿熬夜,疏解情绪,保持平和。

二诊

患者用上药后,部分脱发斑不光滑,隐隐可见毛囊。

效不更方,仍用上方 7 剂,外用同前。

三诊

中心凹陷的脱发斑已经变平看不出凹陷,大部分脱发斑可见清晰毛囊,舌淡红苔薄黄,脉稍滑,睡眠明显改善,偶有心烦。

上方去栀子加菊花 20 g。7 剂,外用同前。

四诊

部分脱发斑已有稀疏绒毛长出,睡眠已正常,舌淡红苔薄白。停外用法,内服加养肝肾之品以调养固效,上方化裁如下。处方:

柴胡 15 g,当归 15 g,白芍 15 g,白术 15 g,茯苓 15 g,半夏 6 g,陈皮 9 g,竹茹 6 g,何首乌 15 g,女贞子 15 g,夜交藤 15 g,桑椹 20 g,菟丝子 15 g,百合 20 g,大枣 4 枚。

10 剂。水煎服,每日 1 剂,每日 2 次。

医嘱:保持充足睡眠,多和家人朋友交流以疏解情绪。

【按】 油风为一种头部毛发突然发生斑块状脱落的慢性皮肤病。《医宗金鉴·外科心法要诀》云:"此证毛发干焦,成片脱落,皮红光亮,痒如虫行,俗名鬼剃头。"一般无自觉症状,多在无意中发现。常在过度劳累、睡眠不足、精神紧张或受刺激后发生。本例患者即是在精神紧张后发病,肝郁气滞,精神失畅,痰热扰心,血不上荣,发失所养而发病,以逍遥汤开郁化滞,温胆汤化痰清热,更加灯心草、栀子清散郁热,共奏畅气机、和气血,使气血上荣而收功。后气顺血荣,更加补益肝肾之女贞子、墨旱莲、桑椹、菟丝子、百合使滋生有源。

案 2 (王道坤医案)

赵某,女,38 岁。

初诊(2008 年 11 月 8 日)

主诉:脱发 8 年,起皮疹 3 月余。

患者脱发 8 年,自产后双小腿及前臂起皮疹 3 月余。平素四肢不温,饮食可,梦多,大便不畅,3～4 日 1 次,小便正常。舌边尖红,根苔白厚,舌下静脉(一),脉弱。体温 36.5℃,血压 108/78 mmHg,心率 65 次/min,呼吸 18 次/min。

中医诊断：油风。西医诊断：斑秃。

证属：肝肾精血亏虚，阴亏血燥。治宜：补肝益肾，凉血滋阴，温通散结。方用七宝美髯丹改汤剂加减。处方：

生何首乌 30 g，菟丝子 40 g，川牛膝 15 g，枸杞子 15 g，当归 15 g，附子 10 g（久煎），生地 30 g，大黄 6 g（后下），肉苁蓉 15 g，禹白附 12 g，白芷 12 g，桃仁 12 g，化瘀散 10 g（分冲）。

7 剂。姜、枣引，水煎服，每日 2 次，早晚饭后 1 h 服。

二诊（2008 年 11 月 25 日）

药后患者仍有脱发，梦多，源于精血亏虚年久。精血得补，故四肢皮疹明显减轻。睡眠可，大便 1 日 1～2 次，畏寒四肢不温。舌边尖红，根苔白厚，舌下静脉（一），左脉弦细、右脉弱。于前方中加当归至 30 g、地肤子 15 g、桑叶 12 g，以达养血祛风之效。处方：

生何首乌 30 g，菟丝子 40 g，川牛膝 15 g，枸杞子 15 g，当归 30 g，附子 10 g（久煎），生地 30 g，肉苁蓉 15 g，禹白附 12 g，白芷 12 g，桃仁 12 g，化瘀散 10 g（分冲），地肤子 15 g，桑叶 12 g。

7 剂。姜、枣引，水煎服，每日 2 次，早晚饭后 1 h 服。

三诊（2008 年 12 月 1 日）

药症相合，故药后患者脱发减轻，仍有四肢皮疹。食佳，夜寐梦多。大便 2～3 日 1 次，舌边尖红，根苔白厚，舌下静脉（一），右脉弦细、左脉沉细。于原方中加女贞子 15 g、墨旱莲 30 g 以补肾滋阴，凉血润燥乌发。处方：

生何首乌 30 g，菟丝子 40 g，川牛膝 15 g，枸杞子 15 g，当归 30 g，附子 10 g（久煎），生地 30 g，肉苁蓉 15 g，禹白附 12 g，白芷 12 g，桃仁 12 g，化瘀散 10 g（分冲），地肤子 15 g，桑叶 12 g，女贞子 15 g，墨旱莲 30 g，大黄 6 g（后下）。

7 剂。姜、枣引，水煎服，每日 2 次，早晚饭后 1 h 服。

六诊（2008 年 12 月 24 日）

上方服至六诊，患者脱发减轻，长出新发，舌淡苔白，脉细。继服以巩固疗效。处方：

生何首乌 30 g，菟丝子 40 g，川牛膝 15 g，枸杞子 15 g，当归 30 g，附子 12 g（久煎），生地、熟地各 15 g，肉苁蓉 30 g，禹白附 15 g，白芷 15 g，化瘀散 10 g（分冲），桑叶 12 g，大黄 3 g（后下），蝉蜕 10 g，乌药 12 g，炒荆芥 10 g，炒防风 6 g。

14 剂。姜、枣引，水煎服，每日 2 次，早晚饭后 1 h 服。

【按】 本案脱发、皮疹肝肾精血亏虚、阴亏血燥，不能充养形体，润泽毛发，故发脱、梦多。血虚生风化燥则皮疹泛起，精血亏虚，气无以化生，阳气不能温运四肢，故平素四肢不温，产后气血虚弱，大肠滋润失养，转送无力，故大便不畅。阴血虚生燥热，故舌边尖红。以补肝益肾、凉血滋阴、温通散结之法治之。《诸病源候论·须发脱落》："若血盛则荣于须发，故须发美；若血气衰弱，经脉虚竭，不能荣润，故须发秃落。"久病耗伤肝肾之阴，阴虚火旺，生风化燥，外发肌肤，出现皮疹。王道坤灵活化裁七宝美髯丹为汤剂，五诊时皮疹消失，六诊时脱发止，新发生，足见辨证准确，效应明显。

案3 （张正海医案）

盛某，女，27 岁。

初诊（2013 年 8 月）

主诉：脱发半年，加重 2 个月。

患者脱发半年，加重 2 个月。最近连及眉毛也出现脱落。刻诊：患者头戴假发，自述由于职业关系，已经投医无数，不但效果不显，而且近日又发现及眉毛也开始脱落，心中非常焦虑。察舌暗边尖红，苔黄腻，脉滑数。

中医诊断：油风。西医诊断：斑秃。

证属：误补太过，痰热瘀阻，玄府闭塞，枢机不利。治宜：开玄府，豁痰利窍；启枢机，清热逐瘀。处方：《宣明论方》防风通圣丸加减。

防风 6 g，生麻黄 6 g，川芎 6 g，赤芍 15 g，大黄 10 g，芒硝 8 g，连翘 20 g，

薄荷 10 g,皂角刺 10 g,合欢花 15 g,炒枣仁 20 g,天竺黄 15 g,甘草 6 g,栀子 10 g。

5 剂。水煎,分 3 次食后服,并将所剩药滓重煎滤汁温洗头皮,每日洗 2～3 次。

二诊

上药服后,大便顿畅,自觉心烦好转,余如故。

拟上方继进 5 剂,服洗如前法。并以礞石滚痰丸、大黄䗪虫丸,配合服用,每日各 2 次。

三诊

脱头明显减轻,信心倍增。拟一诊方加减更进,处方:

防风 6 g,生麻黄 6 g,红花 10 g,大黄 10 g,芒硝 8 g,白芥子 5 g,皂角刺 10 g,合欢花 15 g,炒枣仁 20 g,天竺黄 15 g,甘草 6 g,透骨草 20 g。

7 剂。水煎分 3 次食后服,并将所剩药滓重煎滤汁温洗头皮,每日洗 2～3 次。

四诊

患者喜形于色,头发及眉毛已停止脱落。并言昨天下午停经 2 个月的月经已潮,且量多色紫,全身也轻松多了。嘱月经过后用三诊方再服 7 剂,隔日 1 服,与丸药交替间服,以资巩固。

此后就生发的问题,通过后续治疗,也让患者也在短期内摘掉了假发。非本题内容兹不赘。

【按】 女子脱发每有所见,根据我长期临床观察,认为近年的脱发与早些年脱发病因病机不尽相同。早些年由于生活条件限制,人们粗茶淡饭、营养跟不上,因气血不足而引起的脱发非常普遍,所以用补气养血的办法治疗效果明显。而近年来由于生活条件普遍改善,膏粱厚味、辛辣烧烤已成常态,所以营养过剩,油性头皮在所难免,油脂的堆积,填堵了毛孔,使毛发在近头皮毛孔(玄府)处因营养供应不上而断裂,故频现脱发。所以生活条件的差异造成了一虚一实病理改变,本例就属于后者。治疗上采用《宣明论》

防风通圣丸加减,以开玄府、启枢机之法达到豁痰利窍、清热逐瘀的作用,使罹患半年之脱发仅三诊而告愈。

考防风通圣丸,为金人刘完素亲撰《宣明论方》所载,由于本方具有解表疏风、通便泻火、清热解毒、调和气血的作用,其主治甚广,如憎寒壮热,头目昏眩,目赤眼疼,口苦口干,胸膈痞闷,咳呕喘满,涕唾稠黏,大便秘结,及疮疡肿毒,肠风痔漏,惊狂谵语,手足瘛疭,丹斑瘾疹等风热壅盛,表里俱实者,均可用本方来治疗。

同时它又是一张千古名方,20 世纪 70 年代日本人以此方用作减肥剂,近几年来张正海多用于脱发、皮肤瘙痒、癣疥痈痤等皮肤病的治疗。先贤王旭高曾赞誉此方:"表里气血三焦通治之剂。汗不伤表,下不伤里,名曰通圣,极言极用之神耳。"可谓知其要者。

然而对放化、疗后导致的脱发,非上法所宜,应以毒邪伤津、气阴亏虚论治,或可获效。

第四章　肛肠疾病

第一节　肛窦炎

一、概述

肛窦炎，又称肛隐窝炎，是肛隐窝、肛门瓣发生的急、慢性炎症性疾病，又称肛窦炎，常并发肛乳头炎、肛乳头肥大。其特点是肛门部不适、疼痛、肛门潮湿等。肛隐窝炎是肛周化脓性疾病的重要诱因，约有 85％的肛门直肠病变与肛隐窝感染有关，因此对本病的早期诊断和治疗有积极意义。本病多因饮食不节，过食醇酒厚味、辛辣炙煿；或因虫结骚扰；或湿热内生，下注肛门所致；或因肠燥便秘，用力怒责，或粪夹异物，破损染毒而成。

二、辨证分型

中医根据病因病机和临床特点进行辨证论治，主要以湿热下注证为主。

湿热下注证　常见肛门坠胀不适，或可出现灼热刺痛，便时加剧，粪便夹有黏液，肛门湿痒；伴口干、便秘；苔黄腻，脉滑数。治以清热利湿，常用止痛如神汤或凉血地黄汤加减。

三、医案精解

案　（张小元医案）

张某，女，25 岁。

初诊(2018年6月28日)

主诉:肛周坠胀疼痛伴瘙痒1周。

病史:患者1周前因饮食辛辣刺激之品出现排便后肛周坠胀不适,间断性疼痛,肛周潮湿、瘙痒,夜间瘙痒加重,难以入睡,为明确诊断,遂来我院就诊。

专科检查:视诊,外观肛门无异常;指诊,肛门括约肌功能尚可,齿线上3、7、11点黏膜隆起,6、12点处肛窦按压(+),指套无血染,余无异常;肛镜:6、12点黏膜充血、水肿。

中医诊断:肛隐窝炎。西医诊断:肛窦炎。

证属:湿热下注。治疗方法:外用药物对症治疗。处理:

便后予甘肃中医药大学附属医院院内制剂参柏洗剂熏洗坐浴,大黄消痔栓、古墨膏纳肛换药治疗。

1周后临床症状逐渐缓解。2周后症状消失。3个月后复查无异常。

【按】 肛窦炎目前以保守治疗为主,我院自制的外用院内制剂以清利湿热为主,在临床上取得了很好的疗效。肛窦炎已成脓者,或伴有肛乳头肥大、隐性瘘管者,宜手术治疗。预防肛隐窝炎的发生尤为重要,及时地治疗肛隐窝炎,防病患于未然,对于预防肛门直肠的感染性疾病和肛门直肠的其他疾病有着极其重要的临床意义。

第二节　肛　裂

一、概述

肛裂是齿状线下肛管皮肤纵行全层裂开或形成的缺血性溃疡。一般发生在肛门前后正中位,尤以后位多见,位于前正中线的肛裂多见于女性。属于中医"钩肠痔""裂痔"范畴。临床上以周期性疼痛、出血、便秘、瘙痒为主要特点。《外科大成·痔疮篇》中说:"钩肠痔,肛门内外有痔,折缝破裂,便如羊粪,粪后出血,秽臭大痛。"中医学认为,本病多由血热肠燥或阴虚津乏,大便秘结,排便努挣,导致肛门皮肤裂伤,湿热蕴阻,染毒而发;病久局部气虚瘀滞,运行不畅,失于濡养,经久不愈。西医学认为肛裂的形成与解剖因素、局部损伤、慢性感染、内括约肌痉挛等因素有关。

二、辨证分型

中医根据病因病机和临床特点进行辨证论治,可分为以下几种证型。

(一)血热肠燥证

大便而 3 日一行,质干硬,便时滴血或手纸染血,肛门疼痛,腹部胀满,溲黄,裂口色红,舌质偏红,苔黄燥,脉弦数。治以清热润肠通便。常用凉血地黄汤合脾约麻仁丸。

(二)阴虚津亏证

大便干燥数日一行,便时疼痛点滴下血,口干咽燥,五心烦热,裂口深红,舌红,少苔或无苔,脉细数。治以养阴清热润肠。常用润肠汤。

(三)气滞血瘀证

肛门刺痛,便时便后尤甚,肛门紧缩,裂口色紫暗,皮舌质紫暗,脉弦或涩,治以理气活血,润肠通便。常用六磨汤加红花、桃仁、赤芍等。

三、医案精解

案 1 （左进医案）

李某,男,73 岁。

初诊(2015 年 4 月 15 日)

主诉:便血伴肛门疼痛间歇性发作 1 年余,加重 3 日。

患者肛门疼痛 3 日余,近 3 日加重,便时带血,量少,色鲜红;伴排便困难,便干硬,时有便不尽感;舌红苔少伴齿痕,脉细。查体:截石位 6 点肛管处梭形裂口,有少量分泌物,色不鲜,边缘尚整;裂口下端哨兵痔如豌豆大。

中医诊断:钩肠痔。西医诊断:肛裂(2 期)。

证属：气虚津亏。治宜：凉血养血，润燥通便。处方：

当归 15 g,牛膝 10 g,肉苁蓉 10 g,泽泻 10 g,升麻 10 g,枳壳 10 g,麻仁 30 g,白芍 10 g,白术 15 g,茯苓 10 g,甘草 3 g。

二诊

患者肛门疼痛明显改善,已无便时出血,现 1～2 日排便 1 次,便质软,无排便费力。

嘱继服上方 1 个月,以巩固疗效。

【按】 此患者年老体弱,真阳亏损,肠失温煦,以致阴寒内结,阳气不运,肠道传导无力;肾精亏虚,肠失濡润,加之脾气虚弱,气虚则推动无力,致大便秘结,便时努挣,而使肛门损伤反复感染,逐渐形成慢性溃疡,方以济川煎为主。肉苁蓉温肾益精润肠,为君药。当归养血润肠,牛膝补肾壮腰,善于下行,均为臣药。枳壳宽肠下气助通便;升麻清宣升阳,清阳得升,浊阴自降,且有欲将先升之妙。

案 2 （左进医案）

陈某,女,45 岁。

初诊(2015 年 3 月 20 日)

主诉:大便带血伴便后肛门疼痛 2 周。

患者两周前无明显诱因出现大便滴鲜红色血,量不多,无黏液,大便 2～3 日一行,质干硬,伴有便后肛门持续疼痛,逐渐缓解。偶有腹胀,小便色黄。查体:肛门外观平整,截石位 6 点可见索状溃疡,基地潮红,肛内指诊未及异常肿物,指套无染血,舌红脉弦数。

中医诊断:钩肠痔。西医诊断:肛裂。

证属:血热津伤。治宜:清热润肠通便。处方:

黄芩 10 g,黄连 3 g,赤芍 10 g,地榆 15 g,槐角 15 g,炒薏苡仁 20 g,郁李仁 15 g,火麻仁 15 g,玄参 15 g,生地 20 g,白术 15 g,当归 15 g,延胡索 15 g,青皮 12 g,陈皮 12 g,甘草 5 g。

【按】　患者由于血热津伤，无以润肠通便，致使大便干结，排便困难，努挣时肛管皮肤破裂，疼痛出血，发为本病。治疗应滋阴润肠通便以治本，清热止痛止血以指治标，黄芩、黄连清热利湿，地榆、槐角入大肠经，清热止血，郁李仁、火麻仁润肠通便，薏苡仁、白术补益脾肾。青皮、陈皮理气，延胡索活血止痛，甘草调和诸药，诸药合用共奏清热止痛、润肠通便之效。

第三节　肛漏病

一、概述

肛漏是指直肠或肛管与肛门周围皮肤相通所形成的异常通道，也称为肛管直肠瘘，简称肛瘘。古代文献又称为痔漏、漏疮、穿肠漏等。本病相当于西医学的肛瘘。一般由原发性内口、瘘管和继发性外口三部分组成，也有仅有内口或外口者。内口为原发性，绝大多数在肛管齿线处的肛窦内；外口是继发的，在肛门周围皮肤上，常不止一个。肛瘘多是肛痈的后遗症。中医认为肛漏病主要因肛痈溃后，余毒未尽，流连肉腠，疮口不合，日久成漏；或因肺脾两虚，气血不足，以及虚劳久咳，肺肾阴虚，湿热乘虚流注肛门，久则穿肠透穴为漏。

二、辨证分型

中医根据病因病机和临床特点进行辨证论治，可分为以下几种证型。

（一）湿热下注证

肛周经常流脓液，脓质稠厚，肛门胀痛，局部灼热。肛周有溃口，按之有索状物通向肛内，舌红，苔黄，脉弦或滑。治以清热利湿，常用二妙丸合草薢渗湿汤加减。

（二）正虚邪恋证

肛周流脓液，质地稀薄，肛门隐隐作痛，外口皮色暗淡，漏口时溃时愈,肛周有溃口,按之较硬,或有脓液从溃口流出,且多有索状物通向肛内,可伴有神疲乏力,舌淡,苔薄,脉濡。治以托里透毒。常用托里消毒散加减。

（三）阴液亏虚证

肛周有溃口,颜色淡红,按之有索状物通向肛内,可伴有潮热盗汗,心烦口干,舌红,少苔,脉细数。治以养阴清热。常用青蒿鳖甲汤加减。

三、医案精解

案 1 （左进医案）

王某,男,50 岁。

初诊(2015 年 4 月 11 日)

主诉:反复肛旁流脓水 1 年余。

患者自述 1 年前因"肛漏"于当地医院行手术治疗,术后创面不能愈合,流黄色稠厚脓液,1 年内行 4 次清创手术,但创面一直有脓液流出,3 日前于当地行清创手术,为求进一步诊治,来我院就诊。追问病史,患者平素喜爱吃辣椒。查体:肛管后侧可见一创面,长约 2.5 cm,创面附有少量黄稠分泌物,舌红,苔黄腻。

中医诊断:肛漏病。西医诊断:肛瘘。

证属:湿热内盛。治宜:清热燥湿。处方:

黄连 10 g,栀子 15 g,黄芩 10 g,木香 10 g,槟榔 10 g,连翘 10 g,芍药 10 g,薄荷 10 g,当归 10 g,茯苓 10 g,泽泻 10 g,甘草 3 g。

二诊

患者分泌物明显减少,舌苔黄腻较前缓解。续用上方半月后,创面愈合,舌红,苔薄白。

【按】 患者系湿热内盛,此类患者不能只注重局部的换药处理,需要从全身进行调理,进行湿热燥湿,改善患者全身的状况,舌苔是一面镜子,也是观察治疗效果的镜子。方中应用黄连清热解毒,直折火势,辅以栀子清热除烦,黄芩清热燥湿,薄荷疏解风热,连翘清热解毒,木香、桔梗疏通胃肠之气,茯苓、泽泻利湿,甘草调和诸药。

案2　（张小元医案）

马某,男,39岁。

初诊(2018年2月15日)

主诉:肛旁间断性流分泌物伴潮湿1年余。

病史:患者1年前因肛周脓肿在当地医院行脓肿切开引流术,术后肛旁逐渐形成一溃口,色粉红,自溃口间断性流分泌物,肛周坠胀、潮湿、疼痛,自行使用消炎药物及外用药物(具体用药及用量不详)治疗,症状缓解不明显,以上症状反复发作。为明确诊断,遂来我院就诊。专科检查:视诊,肛门右侧9点位距肛缘3cm处、6点位距肛缘2cm处可见一约1cm×1cm大小溃口,色粉红,伴有脓性分泌物溢出;指诊,自9点位溃口有一硬条索状物通向肛门后侧6点位,肛门括约肌功能尚可,6点肛窦有凹陷,压痛(＋),指套无血染,余无异常;肛镜:3、7、11点黏膜隆起,6点肛窦有凹陷。

中医诊断:肛漏病。西医诊断:高位复杂性肛瘘。

证属:湿热下注。治疗方法:高位复杂性肛瘘挂线根治术。

麻醉生效后,患者右侧卧位于手术床上,消毒、铺巾、扩肛。亚甲蓝造影显影,将探针从9点位溃口探入,由6点位溃口探出,用10号丝线10根依次在6点位外口与9点位外口之间行隧道式脱线,继用探针从6点位外口入,从6点位感染的肛窦内口探出,切开6点位皮肤及皮下组织,行橡皮筋挂线,用刮匙破坏内口及管壁组织。查无波动性出血,玉纱条填塞肛内,纱布块塔形包扎,"丁"字带固定,手术顺利,安返病房。

术后处理:24h后拆除肛周包扎的纱布,便后予甘肃中医药大学附属医院院内制剂参柏洗剂熏洗坐浴,大黄消痔栓、古墨膏纳肛、引流条换药治疗,10日后挂线橡皮筋脱落,同时予以拆除脱线,伤口渗液、分泌物较前明显减少,同时配合藻酸盐功能敷料引流,促伤口愈合。

二诊

术后1个月,创面肉芽组织生长良好,伤口基本愈合。

3个月后复查无异常。

【按】 肛瘘挂线疗法最早见于明代,一直沿用至今,是目前治疗高位肛瘘的经典术式,通过挂线,对肛门括约肌功能影响较小,不会引起肛门失禁,较好地解决了高位肛瘘手术中切断肛门括约肌造成的肛门失禁问题,显著减少了肛管及其周围组织的缺损,瘢痕小,不会造成严重的肛门畸形,引流通畅,复发率低。患者高位复杂性肛瘘术前后对比见图4-1、图4-2。

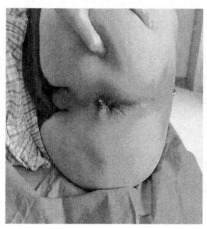 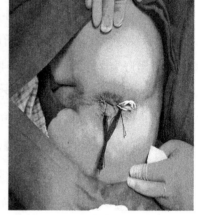

图4-1 患者高位复杂性肛瘘术前图 图4-2 患者高位复杂性肛瘘术后图

第四节 肛门湿疡

一、概述

肛门湿疡是一种常见的非传染性皮肤病,病变多局限于肛门周围皮肤。相当于肛门湿疹。急性湿疡:发病较快,病程较长,初起时皮肤损害有红斑、丘疹、渗出、糜烂、结痂、脱屑等,一般表现一种。轻者微痒,重者瘙痒剧烈,难以忍受,呈间歇性或阵发性发作,夜间增剧。亚急性湿疡:多由急性湿疡迁延不愈,病情较缓慢。水疱不多,渗液少,尚可见红斑、丘疹、鳞屑、痂皮、糜烂等。慢性湿疡:常因急性湿疡日久不愈,转为慢性湿疡,或一开始表现为慢性者,肛缘皮肤增厚粗糙,呈苔藓样变,弹性减弱或消失。伴有皲裂,颜色棕红或灰白色,皮损界线不清楚,瘙痒剧烈。病程较长,常延久不愈,反复发作。

二、辨证分型

中医根据病因病机和临床特点进行辨证论治,可分为以下几种证型。

（一）湿热下注证

以急性、亚急性湿疡较为多见。起病较急,皮损为潮红、肿胀、糜烂、滋水浸淫成片,结痂。伴有瘙痒或大便秘结,小便短黄,苔黄腻,脉滑数等症状者,为热重于湿。若起病较缓慢,皮损以丘疹、疱疹为主,滋水较多,伴有倦怠无力、纳呆、大便溏、苔白腻、脉滑等症状者,为湿重于热。

（二）血虚风燥证

以慢性湿疡为多见,反复发作,病程较长。皮损肥厚,呈苔藓样变,色素沉着,结痂脱屑等,或伴有头昏乏力。

三、医案精解

案 （左进医案）

郭某,女,38 岁。

初诊: 2018 年 7 月 20 日。

主诉: 肛门部瘙痒伴潮湿半年余。

患者喜食辛辣刺激食物,损伤脾胃,湿热内生,下注大肠,聚于肛门,蕴于肌肤而成此病。素有肛门部瘙痒不适感,清水坐浴后可缓解,近半年症状加重,伴有潮湿感,偶有手纸带血丝,夜间瘙痒加重,自用多种药膏外敷效果不明显。大便 1～2 日一行,质较干。查体:肛门外观皮肤发白,潮湿,可见多个皲裂,皮肤纹理消失,增厚,肛内指诊未及异常肿物,指套无染血,舌红脉弦数。

中医诊断：肛门湿疡。西医诊断：肛门湿疹。

证属：湿热下注，蕴于肌肤。治宜：清热解毒，杀虫止痒。处方：

萆薢 30 g，苍术 20 g，黄柏 15 g，薏苡仁 20 g，茯苓 10 g，板蓝根 20 g，贯众 15 g，大青叶 15 g，苦杏仁 15 g，金银花 15 g，苦参 20 g。

熬药后的药渣继续加水，熬煮 0.5 h 后坐浴。

【按】 患者由于湿热下注，蕴于肌肤，治疗应清热解毒以治本，杀虫止痒以治标，萆薢、黄柏、大青叶、金银花、板蓝根等以清热解毒，薏苡仁等以利湿，苦参以燥湿止痒。诸药合用共奏清热解毒、杀虫止痒之功。

第五节　肛痈病

一、概述

肛痈系肛管直肠周围软组织间隙急性感染所形成的化脓性病变，又称肛门直肠周围脓肿（简称"肛周脓肿"）。属中医学肛门痈疽范畴。局部特征为肛门会阴部红、肿、热、痛，并伴有不同程度的全身症状如恶寒、发热、食欲不振，有波动感，一般无明显全身症状者，多位于肛提肌以下间隙，属低位肛痈。包括坐骨直肠间隙脓肿、肛周皮下脓肿、括约肌间隙脓肿。出现寒战、高热、乏力、脉数等全身症状，血白细胞总数及中性粒细胞增高，局部穿刺可抽出脓液者，多位于肛提肌以上间隙，属高位肛痈。包括骨盆直肠间隙脓肿、直肠后间隙脓肿、直肠黏膜下脓肿。

二、辨证分型

中医根据病因病机和临床特点进行辨证论治，可分为以下几种证型。

（一）火毒蕴结证

肛门周围突然肿痛，持续加剧，伴有恶寒、发热、便秘、溲赤，肛周红肿，触痛明显,质硬,表面灼热,舌红,苔薄黄,脉数。治以清热解毒。常用仙方活命饮、黄连解毒汤加减。

(二)热毒炽盛证

肛门肿痛剧烈,可持续数日,痛如鸡啄,夜寐不安,伴有恶寒发热、口干便秘、小便困难,肛周红肿,按之有波动感或穿刺有脓,舌红,苔黄,脉弦滑。治以清热解毒透脓。常用透脓散加减。

(三)阴虚毒恋证

肛门肿痛、灼热,表皮色红,溃后难敛,伴有午后潮热,心烦口干,夜间盗汗,舌红,少苔,脉细数。治以养阴清热,祛湿解毒。常用青蒿鳖甲汤合三妙丸加减。

三、医案精解

案 (张小元医案)

韩某,男,31岁。

初诊(2019年1月24日)

主诉:肛旁肿痛1周。

病史:患者1周前因饮酒后,排便努责,致肛旁出现一肿块,疼痛剧烈,呈烧灼样跳痛,未予以任何治疗,肛旁肿块逐渐增大,疼痛症状逐渐加重,肿块红、肿、热、痛明显,肛周坠胀,疼痛难忍,为明确诊断,遂来我院就诊。专科检查:视诊,肛门左侧3点位距肛缘3 cm处有一2 cm×3 cm大小肿块,色红,皮温高;指诊,肿物压痛,肛门括约肌功能尚可,6点位肛窦有凹陷,压痛(＋);肛镜,3/7/11点黏膜隆起,6点位肛窦凹陷。

中医诊断:肛痈病。西医诊断:肛周脓肿。

证属:火毒蕴结。治疗方法:

高位肛周脓肿切开引流、挂线根治术。麻醉生效后,患者右侧卧位于手术床上,消毒、铺巾、扩肛。术中用高频电刀切开3点位皮肤及皮下组织,引出黄色脓液100 ml,将探针从3点位探入,6点位内口探出,用高频电刀在6

点位距肛门 2 cm 处行人工外口,用 10 号丝线 10 根依次在人工外口与 3 点位外口之间行隧道式拖线,继用手术钳从人工外口入,从内口出,行橡皮筋挂线,用刮匙破坏内口及管壁组织。查无波动性出血,玉纱条填塞肛内,纱布块塔形包扎,"丁"字带固定,手术顺利,安返病房。

术后处理:24 h 后拆除肛周包扎的纱布,便后予甘肃中医药大学附属医院院内制剂参柏洗剂熏洗坐浴,大黄消痔栓、古墨膏纳肛、引流条换药治疗,1 周后橡皮筋脱落,同时予以拆除拖线,继续藻酸盐功能敷料外用促伤口愈合。术后 1 个月,创面组织生长良好,伤口基本愈合。3 个月后复查无异常。

【按】 肛周脓肿切开放脓是唯一有效的治疗方法,至于选择一期根治,还是二期手术,则应根据病情和条件斟酌。一般情况来说,低位脓肿可一次性切开根治,高位脓肿需要二期手术,甘肃省名中医张小元主任在治疗肛周脓肿手术方面经验颇丰,对于高位肛周脓肿目前多采用切开引流的同时,通过中医传统的挂线的手术方式,一次性行根治手术,避免了患者二次手术的痛苦,临床观察复发率极低。

第六节　混合痔病

一、概述

痔,是直肠末端黏膜下和肛管皮肤下的静脉丛发生扩大、曲张所形成的柔软静脉团,又称痔疮、痔核。临床上可分为内痔、外痔、混合痔。以便血、脱出、肿痛为其临床特点。早在两千多年前《内经》就有"因而饱食,经脉横解,肠澼为痔"的论述,精辟阐述了痔疮的病因病机,以后历代医家又不断补充完善对痔的认识。中医学认为本病的发生多因脏腑本虚,兼因久坐久立、负重远行,或长期便秘,或泻痢日久,或临厕久蹲,或饮食不节,过食辛辣醇酒厚味,都可导致脏腑功能失调,风湿燥热下迫大肠,瘀阻魄门,瘀血浊气结滞不散,筋脉懈纵而成痔。

二、辨证分型

中医根据病因病机和临床特点进行辨证论治,可分为以下几种证型。

(一)风伤肠络证

大便带血、滴血或喷射状出血,血色鲜红,或有肛门瘙痒,舌红,苔薄白或薄黄,脉浮数。治以清热凉血祛风。常用凉血地黄汤加减。

(二)湿热下注证

便血色鲜,量较多,肛内肿物外脱,可自行回缩,肛门灼热,舌红,苔黄腻,脉滑数。治以清热利湿止血。常用脏连丸加减。

(三)气滞血瘀证

肛内肿物脱出,甚或嵌顿,肛管紧缩,坠胀疼痛,甚则肛缘有血栓,水肿,触痛明显,舌质暗红,苔白或黄,脉弦细涩。治以清热利湿,祛风活血。常用止痛如神汤加减。

(四)脾虚气陷证

肛门坠胀,肛内肿物外脱,需手法复位,便血色鲜或淡,可出现贫血,面色少华,头昏神疲,少气懒言,纳少便溏,舌淡胖,边有齿痕,舌苔薄白,脉弱。治以补中益气。常用补中益气汤加减。

三、医案精解

案 1　(左进医案)

庄某,女,69 岁。

初诊(2015 年 3 月 15 日)

主诉:间断性鲜红色便血发作 2 年余。

患者因间断性便血发作 2 年余就诊。患者便时出血,量多,色淡,痔核脱出,便后不纳,疼痛不明显,伴头晕乏力,气短懒言,面色黄白,舌质淡,脉细弱。查体:截石位 3、7、11 点及跨齿线黏膜隆起。肛门指诊无明显肿块突起,退指无血染。

中医诊断:混合痔病。西医诊断:混合痔。

证属:气血虚弱,不能摄血。治以益气补虚止血。处方:

党参 15 g,黄芪 20 g,白术 15 g,茯苓 10 g,熟地 20 g,当归 20 g,川芎 10 g,阿胶 10 g,侧柏叶 10 g,地榆 10 g,槐花 10 g。

7 剂。水煎服,每日 1 剂,分 2 次服。

二诊

患者便时出血减少,伴肛内肿物脱出,头晕乏力,气短懒言明显改善。

嘱上方继服用 1 个月,以巩固疗效,注意饮食调护,随诊。

【按】 此患者气血虚弱,不能摄血,治以益气补血为主,方中党参、黄芪、白术、熟地、当归等益气补益,能加快神经冲动的传导,兴奋垂体—肾上腺系统,提高机体的应急能力,并刺激造血器官,使造血功能旺盛,改变血虚状态。侧柏、地榆、槐花等药有凉血止血之功,类似于西医学降低毛细血管通透性,改善脆性,促进骨髓制造血小板,并使毛细血管致密,增加血凝。

案 2 (张小元医案)

乔某,女,56 岁。

初诊(2019 年 3 月 21 日)

主诉:便时肿物脱出不能回纳伴出血 5 年,加重 1 周。

病史:患者 5 年前因排便努责致便时肿物脱出,便后不能回纳,需用手辅助回纳或休息后逐渐回纳,偶有便时出血,滴血或纸上带血,色鲜红,自行予以外用药物(具体用药及用量不详),症状轻微缓解,以上症状反复发作。1 周前症状加重,便时肿物脱出,不能回纳,肛周坠胀、疼痛明显,便时出血,纸上带血,色鲜红,为明确诊断,遂来我院就诊。专科检查:视诊,外观肛门 3、7、11 点肿物突出,延及齿线以上,黏膜糜烂、充血;指诊,肿物压痛,肛门括约肌功能尚可,齿线上 3、7、11 点黏膜隆起,指套无血染,余无异常;肛镜,

3、7、11 点黏膜隆起、糜烂、充血。

中医诊断：混合痔病。西医诊断：混合痔。

证属湿热下注。治疗：内痔套扎联合外痔切除术。

麻醉生效后，患者右侧卧位在手术床上，消毒、铺巾，指扩肛。将负压吸引接头外源负压抽吸系统相连接，并确认负压释放开关处于关闭状态，术中在套扎器专用肛门镜下消毒，经肛门镜置入枪管并对准 11 点位距齿线上 2～3 cm 处，打开负压吸引器，边负压吸引可边适当调整吸引头使内痔充分吸入枪头内，当负压达到 0.08～0.1 mpa 时，转动棘轮以激发胶圈，打开负压开关，消除负压，释放被套扎的痔核。采用同样的方法，对 3、7 点痔核进行套扎，11 点外痔行"V"形切口，切除 11 点位外痔，同法处理 3、7 点位外痔。查无活动性出血，玉红纱条填塞肛内，布块塔形包扎，"丁"字带固定，安返病房。

术后处理：24 h 后拆除肛周包扎的纱布，便后予甘肃中医药大学附属医院院内制剂参柏洗剂熏洗坐浴，大黄消痔栓、古墨膏纳肛、引流条换药治疗，7～10 日后套扎圈脱落，予以扩肛治疗。术后 1 个月，创面组织生长良好，伤口基本愈合。3 个月后复查无异常。

【按】　在我国肛门直肠疾病中，痔发病率占 80.6%。单纯内痔结扎术始于 19 世纪早期，现代的套扎术首先在 1954 年由 Blaisdell 制成小巧器械，用丝线或肠线结扎内痔，1963 年 Barron 改良了套扎器，并采用胶圈，从此它得到了广泛应用。从 2005 年起，与肛门镜相配合的胶圈套扎术逐渐作为优先的治疗方法。其原理是：通过对痔核或痔上黏膜套扎，胶圈的弹性紧缩阻断痔血供或减少静脉倒流，减少痔的充血肥大或血流瘀滞，使内痔核萎缩，或使之产生缺血坏死脱落。同时，套扎后局部炎症反应，致使黏膜、黏膜下层与浅肌层粘连，黏膜皱缩，肛垫上提。混合痔的内痔经套扎后，多数因直肠黏膜回缩，脱出消失，外痔也可好转。

目前甘中附院肛肠科利用自动痔疮套扎器（RPH 或者弹力线）联合外痔切除法治疗混合痔，通过临床实践和观察发现它具有以下特点：① 套扎治疗实现了自动化,操作简单。② 手术时间短,一般平均手术时间 6～15 min。③ 术中出血很少。④ 术后并发症少。⑤ 住院时间短,术后恢复快。⑥ 保持了肛门的正常功能,不破坏直肠与肛管的正常结构,因而容易被患者接收。患者内痔套扎联合外痔切除术前后对比见图 4-3、图 4-4。

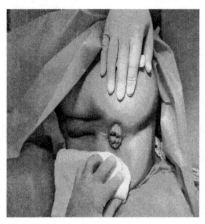 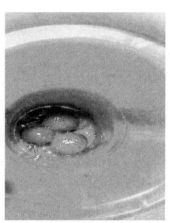

图 4-3　患者内痔套扎联合　　　　图 4-4　患者内痔套扎联合
　　　　外痔切除术前图　　　　　　　　　　外痔切除术后图

案 3　(张小元医案)

薛某,男,41 岁。

初诊(2018 年 3 月 11 日)

主诉:便时肿物脱出不能回纳 3 日。

病史:患者 3 日前因饮食辛辣刺激之品出现排便努责致肿物脱出,便后不能回纳,肛周疼痛明显,便时出血,纸上带血,色鲜红,自行口服消炎及外用药物(具体用药用量不详),症状未见明显缓解,肛周坠胀、疼痛难忍,为明确诊断,遂来我院就诊。专科检查:视诊,外观肛门 3、7、11 点肿物突出,延及齿线以上,黏膜糜烂、充血;指诊,肿物压痛,肛门括约肌功能尚可,齿线上 3、7、11 点黏膜隆起,指套无血染,余无异常;肛镜,3、7、11 点黏膜隆起、糜烂、充血。

中医诊断：混合痔病。西医诊断：混合痔。

证属：湿热下注。治疗方法：混合痔外剥内扎、内痔硬化剂注射术：

麻醉生效后，患者右侧卧位于手术床上，消毒、铺巾，扩肛。术中在 11 点行"V"行切口，剥离痔核，用 10 号丝线内扎痔核，同法结扎 3、7 点痔核，用消痔灵（1∶1）注射液注射 3、7、11 点结扎线上 0.5 cm 处黏膜下，用量约 10 ml，查无波动性出血，玉纱条填塞肛内，纱布块塔形包扎，"丁"字带固定，手术顺利，安返病房。

术后处理：24 h 后拆除肛周包扎的纱布，便后予甘肃中医药大学附属医院院内制剂参柏洗剂熏洗坐浴，大黄消痔栓、古墨膏纳肛、引流条换药治疗，10 天后结扎线脱落，予以扩肛治疗。术后 1 个月，创面组织生长良好，伤口基本愈合。3 个月后复查无异常。

【按】　混合痔外剥内扎术是治疗混合痔经典的手术方式，一直沿用至今，内痔注射疗法最早起源于英国，经过了多年的临床经验，目前常用的硬化剂品种较多，消痔灵注射液因其价钱便宜，临床较为常用，外剥内扎术后配合内痔硬化剂注射术，就是在结扎的内痔基底部少量注射硬化剂，以提高疗效和减少术后出血。患者混合痔术前后对比见图 4-5、图 4-6。

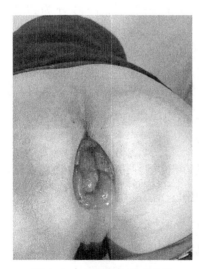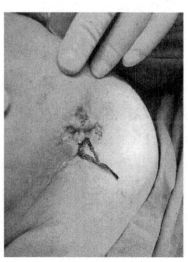

图 4-5　患者混合痔术前图　　　图 4-6　患者混合痔术后图

第七节 内 痔

一、概述

痔，是直肠末端黏膜下和肛管皮肤下的静脉丛发生扩大、曲张所形成的柔软静脉团，又称痔疮，痔核。以便血、脱出、肿痛为临床特点。生于肛门齿线以上者为内痔，好发于截石位的3、7、11点处，通常又称为母痔，其余部位发生的内痔则称为子痔。其主要表现为便血、痔核脱出及肛门不适感。中医学认为本病的发生多因脏腑本虚，兼因久坐久立，负重远行，或长期便秘，或泻痢日久，或临厕久蹲，或饮食不节，过食辛辣醇酒厚味，都可导致脏腑功能失调，风湿燥热下迫大肠，瘀阻魄门，瘀血浊气结滞不散，筋脉懈纵而成痔。日久气虚，中气下陷，不能摄纳而痔核脱出。西医学对痔的病因病机的认识尚无定论，目前较为认同的是"静脉曲张""血管增生""肛垫下移"三种学说。

二、辨证分型

中医根据病因病机和临床特点进行辨证论治，可分为以下几种证型。

（一）风伤肠络证

大便带血、滴血或喷射状出血，血色鲜红，或有肛门瘙痒。舌红，苔薄白或薄黄，脉浮数。治以清热凉血祛风。常用凉血地黄汤加减。

（二）湿热下注证

便血色鲜，量较多，肛内肿物外脱，可自行回缩，肛门灼热。舌红，苔黄腻，脉滑数。治以清热利湿止血。常用脏连丸加减。

（三）气滞血瘀证

肛内肿物脱出，甚或嵌顿，肛管紧缩，坠胀疼痛。甚则肛缘有血栓，水肿，触痛明显。舌质暗红，苔白或黄，脉弦细涩。治以清热利湿，祛风活血。

常用止痛如神汤加减。

（四）脾虚气陷证

肛门坠胀，肛内肿物外脱，需手法复位。便血色鲜或淡，可出现贫血，面色少华，头昏神疲，少气懒言，纳少便溏。舌淡胖，边有齿痕，舌苔薄白，脉弱。治以补中益气。常用补中益气汤加减。

三、医案精解

案　（王文春医案）

郑某，男，57岁。

初诊（2005年9月7日）

主诉：肛门部有肿块脱出，便血8年。

8年来患有痔疮，未曾医治。近两年来大便时肛门部有下坠感，自觉有肿块脱出，便血少，色鲜红。曾赴某医院检查，因治疗费昂贵，故来此医治。既往史：血压有时140/80 mmHg，无明显症状，未曾医治。舌质红，苔薄白，脉细弦。

中医诊断：内痔。西医诊断：内痔。

证属：血热妄行，不循经络。治宜：凉血润肠。患者体质较胖，既往又有血压偏高史，经检查内痔二期，故以硬化萎缩疗法治疗。5%鱼肝油酸钠注射疗法，并以凉血地黄汤加减治疗。处方：

生地12 g，槐花12 g，地榆12 g，侧柏叶12 g，赤芍9 g，黄连14 g，小蓟15 g，火麻仁20 g，枳壳9 g，川楝子12 g，陈皮9 g。

水煎服，每日1剂。

配合熏洗法：五倍子汤加减，处方：五倍子30 g，黄芩20 g，黄柏30 g，苍术20 g，土槿皮20 g，百部30 g。以上药物加水煮沸，先熏后洗，或用毛巾蘸药液做湿热敷，具有活血止痛、收敛消肿等作用。

二诊（2005年9月12日）

自觉肛门仍有轻微坠胀，余无不适。面色萎黄，纳差，消瘦。舌淡，苔

薄白,脉弦。治疗方案,调整为健脾益气活血止痛。参苓白术散加减,处方:

党参 9 g,白术 9 g,茯苓 12 g,薏苡仁 9 g,山药 15 g,桔梗 9 g,白芍 12 g,地榆 9 g,槐花 15 g,赤芍 9 g,生地 9 g,侧柏叶 15 g。

水煎服,每日 1 剂。

配合熏洗法:五倍子汤加减。1 周后复查,无不适症状,内痔已硬化。

【按】 内痔注射前,先服清热疏风润便之剂 2 日。肛周皮肤及内痔消毒,在窥肛镜下将内痔充分暴露后,在 1、3、7 点内痔部位注入 5‰鱼肝油酸钠 0.3 ml,术后第二日检查无异常,结束治疗以后多吃菜,忌辛辣,养成排便习惯,注意肛门局部清洁。

第八节 脱 肛

一、概述

脱肛是直肠黏膜、肛管、直肠全层和乙状结肠向下移位而脱出肛门外的一种疾病。"脱肛"之名首见于《神农本草经》,晋代皇甫谧《针灸甲乙经》说:"脱肛者,肛门脱出也。"相当于西医学的直肠脱垂。其特点是直肠黏膜及直肠全层反复脱出肛门外,伴肛门松弛。中医学认为本病的发生与肺、脾、肾功能失调有直接关系。主要病机:① 脾虚气陷,小儿先天不足,气血为旺,或老年气血衰退,或因劳倦,久病体虚,妇人生产用力努责,以致气血不足,中气下陷,不能固摄而成。② 湿热下注,素本气虚,摄纳失司,复染湿热,邪气下迫大肠而脱。脱肛主要指直肠黏膜或直肠全层脱垂,少数可发生部分乙状结肠脱垂,又称直肠脱垂。

二、辨证分型

中医根据病因病机和临床特点进行辨证论治,可分为以下几种证型。

（一）脾虚气陷证

便时肛内肿物脱出，轻重不一，色淡红，伴有肛门坠胀，大便带血，神疲乏力，食欲不振，甚则有头昏耳鸣，腰膝酸软。舌淡，苔薄白，脉弱。治以补气升提，收敛固涩。常用补中益气汤加减。

（二）湿热下注证

肛内肿物脱出，色紫暗或深红，甚则表面部分溃破、糜烂，肛门坠痛，肛内指检有灼热感。舌红，苔黄腻，脉弦数。治以清热利湿。常用萆薢胜湿汤加减。

三、医案精解

案 （左进医案）

万某，男，15 岁。

初诊（2016 年 11 月 17 日）

主诉：便后肛门部脱出物 10 年余。

患者素有脱肛病史，便干后加重，脱出物鲜红，长约 4 cm，便后用手上托方可回纳，排便不尽感明显，多未见便血，大便 1～2 日一行，质稍干。查体：肛门外观平整，指诊肛门括约肌松弛，肛内触及堆积黏膜，未触及异常增生物。蹲后肛周环状脱出物长约 4 cm，色鲜红，无触痛，指套无染血，舌红脉弦数。

诊断：脱肛。西医诊断：直肠脱垂。

证属：脾气不足，中气内陷。治宜：益气健脾，升阳举陷。处方：

黄芪 30 g，党参 10 g，白芍 10 g，熟地 15 g，白术 15 g，枳壳 10 g，柴胡 10 g，升麻 15 g，何首乌 10 g，肉苁蓉 10 g。

10 剂。水煎服，每日 1 剂，早晚分服。

二诊

患者肛门脱出之物已完全回纳。

【按】 患者由于先天不足，中气内陷，而致脏腑下陷，治以益气健脾、升阳举陷。黄芪、党参益气，熟地、何首乌、肉苁蓉以补肝肾，白术等以健脾，升麻等以升阳举陷。诸药合用共奏益气健脾、升阳举陷之效。

第九节　肛门瘙痒症

一、概述

肛门瘙痒是指肛门周围皮肤无任何原发皮肤损害而仅有瘙痒症状的一种皮肤病,本病多发于 20~40 青壮年,男多于女。其特点为阵发性瘙痒,奇痒难忍,夜间尤甚,难以入眠或痒醒,皮损为局部抓痕,常伴常有出血、糜烂、裂口、渗液、结痂、皮肤肥厚、苔藓样变、色素沉着或色素减退等,并蔓延至会阴、阴囊或阴唇,严重影响患者的生活质量。早在《五十二病方》中称之为"朐痒"。属中医学"风痒症""痒风"等范畴。肛门瘙痒症根据病因分为原发性和继发性。原发性肛门瘙痒症是指肛门瘙痒而不伴有任何原发性皮肤损害,主要症状是肛门周围瘙痒且顽固不愈,治疗较为棘手。继发性肛门瘙痒症是继发于原发疾病及各种皮肤病,伴有明显的特异性皮肤损害,瘙痒是原发病变的一个症状,如肛瘘、肛周湿疹、湿疣、神经性皮炎、股癣、蛲虫等引起的瘙痒。中医学认为肛门瘙痒症的内因主要为机体素虚或久病体虚,阴虚血亏而致内风,情志内伤、饮食不洁而致内湿。外因主要为外感风、湿、热之邪。

二、辨证分型

中医根据病因病机和临床特点分为以下几种证型。

(一)脾虚夹湿证

肛门瘙痒,仅限白天,肛缘皮肤微湿,轻微热感,肤色正常或泛白,大便不成形,小便短涩,舌淡红,苔薄黄,脉浮。治以健脾渗湿,散风止痒。常用参苓白术散加减。

(二)肝郁脾虚证

肛周皮肤瘙痒,肛门有液体溢出,局部皮肤色红湿滑,甚者破溃渗液,范围扩大,瘙痒时轻时重,口干渴,大便稀,每日 2~3 次,小便黄,舌红苔黄,脉滑数。治以理气健脾,燥湿止痒。常用逍遥散加减。

(三) 血虚生风证

病程久长,肛门奇痒难忍,常因抓痒而溃破流血,皮肤干燥,皱褶深厚,或辐射状皲裂,夜寐痒醒难安。舌红少苔,脉细数。治以养宜养阴润肤,息风止痒。常用当归饮子或四物消风饮加减。

(四) 寒热错杂证

肛门瘙痒,犹如虫行,夜晚痒甚,抓破后出现血迹血点,则痒稍减,伴烦闷不安,腹痛,手足厥冷,舌暗淡,苔黄白,脉细。治以缓肝调中,清上温下。常用乌梅丸加减。

三、外治疗法

(一) 皮肤湿润者

可用枯矾粉干撒患处,每日 3 次。

(二) 皮肤干燥者

可用黄连膏或青黛膏外敷,每日 2～3 次。

(三) 渗出倾向者

选用当归、鸡血藤、地肤子、蛇床子、白鲜皮、苦参等清热除湿、解毒止痒的中药煎剂,温浴熏洗,每日 1 次,每次 20 min。

(四) 火针疗法

适用于顽固性瘙痒继发苔藓样变者。在皮损区进行火针治疗以达到活血通络、祛风止痒的作用。2 日 1 次,3 次为 1 个疗程。

四、医案精解

案 (赵党生医案)

张某,男,25 岁。

初诊(2019 年 3 月 31 日)

主诉:肛门周围剧烈瘙痒 2 年。

患者诉2年前无明显诱因出现肛门周围剧烈瘙痒,或如有虫爬、蚁走等感觉,情绪波动或饮食辛辣可诱发或瘙痒加剧。经中西医内外治疗瘙痒可短暂缓解,但症状时轻时重,未彻底治愈。患者于1周前吃饮食辛辣食物,肛门处瘙痒加重如有虫咬,并蔓延至会阴阴囊,手搔抓后有灼痛、刺痛,抓破血溢也不解痒,夜间安静时其痒尤甚,彻夜难眠。肛门无肿物脱出,无渗液,便时无出血。伴有口干舌燥,消瘦,舌红少苔,脉细数。专科检查:以肛门为中心的皮肤干燥,血痕累累,少量渗出,大小约有4 cm×5 cm。指诊、镜检未见明显异常。该病是化热生风,久郁皮肤腠理则耗伤津血,肌肤失养所致。

中医诊断:风痒症。西医诊断:肛门瘙痒症。

证属:血虚风燥证。治宜:祛风润燥止痒。处方:

生地12 g,当归15 g,荆芥10 g,防风10 g,赤芍10 g,川芎10 g,知母20 g,白蒺藜15 g,黄芪15 g,火麻仁15 g,制何首乌10 g,甘草6 g。

水煎服,分早、中、晚3次服用。

局部予外用参柏洗剂(院内制剂)坐浴20 min,每日2次;外涂青鹏软膏,每日2次;局部火针(主要针对皮肤瘙痒明显且苔藓样变处),2日1次。

二诊

治疗1周后复诊,瘙痒较前明显改善,已不影响正常作息。

停止内服外用中药,只用火针治疗2次而告愈。

【按】 本患者由于饮食不节,过食辛辣厚味,损伤脾胃,湿热内生,燔灼血脉,阻滞经络,郁久则化热生风,内不得疏泄,外不得透达,郁于皮肤腠理而发病。且久病耗伤津血,血虚风燥更易作痒。加上患者出现口干舌燥,消瘦,舌红少苔,脉细数,诊断为血虚风燥型肛门瘙痒症。用当归饮子祛风润燥止痒,方中黄芪、火麻仁、何首乌、甘草补气养血润燥,知母滋阴润燥,当归、生地、赤芍、川芎养血活血、祛风止痒,以取"治风先治血,血行风自灭"之意;荆芥、防风、白蒺藜祛风止痒。诸药合用,起到润燥活血、祛风止痒之功,治疗血虚风燥型肛门瘙痒症每获良效。结合外治法能标本同治,快速起效止痒。更值得一提的是在快速显效方面独具特色的火针疗法,因其治疗时间短、治疗次数少,越来越在临床中受到医患的重视,它更适合现代人快节奏的生活。首先,火针是火与针的结合,既有火的温热刺激,又有针的局部刺激。火针的温热作用可促血行,针孔可引邪外出。火针作用于腠理之间的针孔,会因灼伤而开泄时间较长,从而达到活血、祛风、透邪之目的。正如《针灸聚英》中所言"盖火针大开其孔穴,不塞其门,风邪从此而出"。其次,火针使皮肤的"痒"转"痛"而化。中医认为,"气血不和则痒,气血不通则痛""痒为痛之渐,痛为痒之甚"。痒和痛是由同一神经传导,痛的阈下刺激可产生痒。火针直接作用于表皮与真皮之间,刺激游离的神经末梢,传导给大脑皮层第二兴奋灶,提高痛阈从而降低痒觉。再次,火针通过局部刺激而纠正免疫功能失调。火针疗法也是一种应激疗法,通过局部的灼伤微创而纠正诱导细胞免疫和体液免疫的正常反应,从而达到止痒的效果。

第五章　其他中医外科疾病

一、概述

尖锐湿疣又称生殖器疣、性病疣，是由人类乳头瘤病毒所引起的一种良性赘生物。属于中医"臊疣""瘙瘊"的范畴。其特点是：以皮肤黏膜交界处，尤其是外阴、肛周出现淡红色或污秽色表皮赘生物为主要表现。主要通过性接触传染，也可通过自身接种、接触污秽的内裤、浴巾、浴盆等方式间接传染。本病男女均可罹患，主要发生在性活跃人群。有一定的自限性，部分病例治愈后复发，少数尖锐湿疣有癌变的可能。本病主要为性滥交或房室不洁，感受秽浊之毒，毒邪蕴聚，酿生湿热，湿热下注皮肤黏膜而产生赘生物。本病的病原体系人类乳头瘤病毒（HPV）。该病毒属 DNA 病毒，具有高度的宿主性和组织特异性，只侵犯人体皮肤黏膜，不侵犯动物。病毒通过局部细微损伤的皮肤黏膜而接种在患部，经过一定的潜伏期而出现赘生物。

二、辨证分型

中医根据病因病机和临床特点进行辨证论治，可以分为以下几种证型。

（一）湿毒下注证

外生殖器或肛门等处出现疣状赘生物，色灰或褐或淡红，质软，表面秽浊潮湿，触之易出血，恶臭；伴小便黄或不畅；苔黄腻，脉滑或弦数。治以利湿化浊,清热解毒。方用萆薢化毒汤酌加马齿苋、土茯苓、大青叶。

（二）湿热毒蕴证

外生殖器或肛门等处出现疣状赘生物,色淡红,易出血,表面有大量秽浊分泌物,色淡黄,恶臭,瘙痒,疼痛;伴小便色黄量少,口渴欲饮,大便干燥;舌红,苔黄腻,脉滑数。治以清热解毒,化浊利湿。方用黄连解毒汤加苦参、萆薢、土茯苓、大青叶、马齿苋等。

三、医案精解

案 1 （王锐锋医案）

刘某,女,29 岁。

初诊(2013 年 4 月 13 日)

主诉:阴部肿物伴瘙痒 3 个月。

大、小阴唇、尿道口散在大小不等粉红或灰白色菜花状米粒至黄豆大小赘生物 20 余个,逐渐增大增多,偶有瘙痒,伴白带增多、异味,舌淡红,苔薄黄,脉弦。

中医诊断:臊疣。西医诊断:尖锐湿疣。

证属:湿热阻滞。治宜:清热燥湿,疏风止痒。即用中药湿敷治疗。处方:

板蓝根 30 g,山豆根 30 g,五倍子 30 g,薏苡仁 30 g,香附 30 g,木贼草 30 g。

将上述药物装入纱布口袋内扎口,放入非铁制容器内加水适量煎煮 2 次,每次 30 min,合并药液装瓶备用。根据皮损多少及大小,用蘸取加温后药液的敷料或小毛巾覆盖所有病灶,每次 20 min,每日 2 次,1 个月后复查。

二诊(2013 年 5 月 16 日)

原有赘生物绝大多数消失。

效不更方,继续原方治疗 1 个月痊愈。

【按】 尖锐湿疣的高复发率是一个难题,尤其妊娠期特殊体质,抗病毒药物的使用受到限制,给临床治疗该类患者带来一定困难。中医学认为,本病多为毒邪外侵肌肤,气血运行不畅所致。方中板蓝根、山豆根清热解毒;五倍子、薏苡仁酸涩、解毒、收湿;更以香附、木贼草燥湿、疏风止痒;加之采用湿敷使药性直达病所,既避免了妊娠期服药之不便,且疗效显著,值得临床推广。

案 2 (唐士诚医案)

童某,男,5岁。

初诊(1998年8月6日)

主诉:尿道口针尖大小红点20余日。

患者于1998年7月11日随母旅游途中,夜宿旅馆,自行在坐式便池上大便,大便完后未穿短裤睡觉,至1998年7月15日自觉尿道口刺痒不适,其母观之见尿道口内约0.5 cm处有一针尖大小的红点,数日后长至粗似大头针,长约0.5 cm的红色针状赘生物,在当地医院经PCR检查,诊断为:人乳头瘤病毒阳性。1998年7月25日至8月6日,在他院治疗:原发疣施冷冻治疗,但在2～3日又在原位复发,冷冻共3次,注射干扰素4支,输阿昔洛韦2日,口服病毒唑及螺旋霉素5日,回兰州后其父母检查人乳头瘤病毒均阴性。目下症:尿道口大头针状,长约0.5 cm红色赘生物,位置7～8点处,刺痒。

中医诊断:疣。西医诊断:尖锐湿疣。

证属:热毒阻滞。治宜:清热解毒。自拟苦参蜂房汤。处方:

苦参30 g,地肤子10 g,土茯苓10 g,川椒10 g,蛇床子10 g,生百部15 g,蜂房15 g。

6剂。煎水澄清后外洗,每日1次。经外洗治疗1周,尿道口大头针状,长约0.5 cm红色赘生物,缩小变平,色红,刺痒略有减轻,原方继用。

二诊(1998年8月14日)

用上方外洗2周,尿道口红色针状物,颜色转为淡红,刺痒基本消失。

原方继用。

三诊（1998 年 8 月 23 日）

在用药 17 日时，症状在原发部位出现，医嘱继续用原方外洗。

该例患者虽未治愈，但用中药后复发时间延长至 17～30 日不等。自 1998 年 8 月 6 日—1998 年 11 月 6 日 90 日前后复发 4 次。

【按】　尖锐湿疣是一种病毒性传播疾病，是病毒感染所致的一种生殖器、肛门部位的疣。主要由性接触传染，少数可通过污染衣裤、毛巾等物传染。儿童泌尿生殖、肛门疣近年也有增多。任何年龄均可发生，主要发生于外阴、肛周和尿道口部位。其病原体是人类乳头瘤病毒中的 6、11、18 型，属于脱氧核糖核酸病毒，其潜伏期为 1～8 个月，平均 3 个月。

本例感染时间上排除了在 1998 年 7 月 11 日以前受传染的可能性，1998 年 7 月 11 日因在坐式便池上大便，睡时未穿短裤，使用公共卧具，是感染的最主要途径和原因。自 1998 年 7 月 11 日至 1998 年 7 月 15 日发病，潜伏期仅 5 日，比廖元兴报道的最短 7 日还少两日，可能是潜伏期较短的 1 例。在形态分型上是属针刺形，多次复发皆在尿道口原位 7～8 点处。1998 年 7 月 25 日—1998 年 11 月 6 日 100 日复发冷冻 7 次，在未用中药泡洗前的 10 日内复发冷冻 3 次，在用中药泡洗后的 90 日中复发时间延长至 17～30 日，说明中药治疗该类疾病有确切的优势，需推广。方中苦参清热解毒，地肤子、土茯苓、川椒解毒止痒，蛇床子、蜂房杀虫止痒、燥湿祛风，生百部杀虫灭虱。全方共奏清热解毒、燥湿止痒之功。该中药外洗确有一定的疗效。

第二节　水　疝

一、概述

水疝是由先天肾气不足，脾失健运及外伤等，使水湿内停于肾子（睾丸）及子系（精索）所致。以阴囊下垂肿大或子系处有痰包为特征。相当于睾丸鞘膜积液及精索囊肿。其特点：多为单侧性阴囊肿大,逐渐增大,伴阴囊下坠感;睾丸鞘膜积液者阴囊肿大如卵圆形,表面光滑有波动感,与阴囊皮肤不粘连。睾丸及附睾不易摸到;精索囊肿在精索上扪及囊性肿块;先天性水疝,多为交通性鞘膜积液,在卧位或推压阴囊,肿块可逐渐缩小或完全消失,站立后又可出现。以婴幼儿为多见;继发性水疝,常有外伤、感染、血丝虫等病史,一般发病较急,肿块不因体位变动而有所改变;透光试验阳性,如有血性液体、乳糜及反复感染时可为阴性。穿刺可抽到液体。

二、辨证分型

中医根据病因病机和临床特点进行辨证论治,可以分为以下几种证型。

（一）肾气亏虚证

见于婴幼儿,站立、哭叫时肿块增大,平卧时则肿物缩小,肿物过大时,阴囊光亮如水晶,舌苔薄白,脉细滑。

（二）湿热下注证

阴囊潮湿而热,或有睾丸肿痛,小便赤热,舌红,苔腻,脉数。

（三）肾虚寒湿证

多见于病程长久,阴囊寒冷,皮肤增厚,坠胀不适,可有面色少华,神疲乏力,腰酸腿软,便溏,小便清长,苔白,脉沉细。

（四）瘀血阻络证

有睾丸损伤或睾丸有肿瘤病史。能触到肿块伴疼痛,多不能透光,舌质紫暗,苔薄,脉细涩。

三、医案精解

案 （张正海医案）

王某,男,3岁。

初诊（1988 年夏）

主诉:阴囊肿胀疼痛 2 日。

阴囊肿胀疼痛 2 日,皮肤绷急光亮,触之宛若水囊,小便不利,微热纳差,舌淡红,苔薄白,脉未查。据其母讲,患儿原系早产,平素易怒多动,性情急躁,纳差挑食。

中医诊断:水疝。西医诊断:睾丸鞘膜积液。

证属:少阴不足,任脉虚怯,肝郁水停,积而成疝。治宜:益肾补任养肝,行气活血导水。处方:五苓散加味。

茯苓 9 g,猪苓 9 g,白术 9 g,桂枝 6 g,泽泻 15 g,降香 4.5 g(后下),盐橘核 9 g,熟地 15 g,鸡内金 12 g。

2 剂。水煎频服,嘱 2 日服完。并嘱以所剩药滓热敷阴囊。

二诊

上药服 1 日小便增多,次日阴囊明显消肿,皮肤出现皱褶,亦思食。

拟上方加百合 15 g。服 2 剂,2 日服 1 剂,服如前法。药后痊愈。

【按】　本例水疝(鞘膜积液),用五苓散加味而愈。《金匮要略·痰饮咳嗽病脉证并治》:"假令瘦人脐下有悸,吐涎沫而癫眩,此水也,五苓散主之"。五苓散,《伤寒论》中主要用于太阳蓄水证,而《金匮要略》中主要用于湿邪郁结等水饮证,且随饮邪侵犯部位各异而临床见症不同。本例则为饮邪循厥阴经脉留滞阴囊,积于宗筋鞘膜,乃为水疝。用五苓散化气行水、温运州督,加盐橘核暖肝理气、散结止痛,降香辛温入肝、行瘀定痛,熟地补肾益任,鸡内金消积化瘀。加百合者主益肺阴之不足。盖肺为水之上源,源清则流洁而不病,心肺得养则易怒多动亦可或减。诸品合用经温饮化,任通疝除。

第三节　胆石症

一、概述

胆石症是指湿热浊毒与胆汁互结成石,阻塞于胆道而引起的疾病。胆石症在中医学中属于"胆胀""胁痛""结胸""黄疸"等范畴。本病相当于西医学的胆道结石。西医学认为胆石症的发生与胆道梗阻、感染、胆汁瘀积等因素密切相关。《灵枢·经脉》中记载："胆足少阳之脉……是动则病口苦,善太息,心胁痛,不能转侧。"《金匮要略·黄疸病脉证并治》中不仅描述了类似本病的主症及病机,还提出了多种治法和方药。《伤寒全生集·发黄》更扼要地概括了本病急性期的理法方药。情志不遂,饮食失节,或蛔虫上扰,肝胆气机不畅,肝失疏泄,郁久化热,湿热蕴蒸于肝胆,湿热浊毒与胆汁互结,日久而成砂石,阻塞胆道而发病。或久病耗阴,劳欲过度,或由于各种原因引起精血亏虚,水不养木,肝阴不足,疏泄失常,累及胆腑,精汁通降不畅,久积成石,若郁久化热,可致胆汁溢于肌肤而发黄;热积不散,热毒炽盛而致热扰营血,可出现神昏谵语之症。

二、辨证分型

中医根据病因病机和临床特点进行辨证论治,可以分为以下几种证型。

（一）肝郁气滞证

右上腹间歇性绞痛或闷痛,有时可向右肩背部放射,右上腹有局限性压痛;伴低热、口苦,食欲减退;舌质淡红,苔薄白或微黄,脉弦紧。治以疏肝利胆,理气开郁。选方金铃子散合大柴胡汤加减。

（二）肝胆湿热证

右上腹有持续性胀痛,多向右肩背部放射,右上腹肌紧张,有压痛,有时可摸到肿大之胆囊;伴高热、恶寒、口苦咽干、恶心呕吐、不思饮食,部分患者出现身目发黄,舌质红,苔黄腻,脉弦滑或弦数。治以疏肝利胆,清热利湿。选方茵陈蒿汤合大柴胡汤加减。

（三）肝胆脓毒证

右上腹硬满灼痛,痛而拒按,或可触及肿大的胆囊,黄疸日深,壮热不止,舌质红绛,苔黄燥,脉弦数;严重者四肢厥冷,脉微细而数。治以泄火解毒,养阴利胆。选方茵陈蒿汤合黄连解毒汤加减。

（四）肝阴不足证

胁肋隐痛,绵绵不已,可向右肩背部放射,遇劳加重,口干咽干,心中烦热,两目干涩,头晕目眩,舌红少苔,脉弦细。治以滋阴柔肝,养血通络。选方一贯煎加减。

三、医案精解

案1　（王自立医案）

朱某,女,54岁。

初诊（2005年9月30日）

主诉:右胁疼痛1周。

患者右胁背胀痛,伴胃脘亦胀满作痛,外院就诊,B超检查示:胆囊炎,经对症治疗后疼痛缓解。1周前因进食油腻而诱发右胁疼痛,经对症治疗无效。查B超示:胆囊炎。诊治症见:右胁疼痛,伴腰酸困痛,表情痛苦,呻吟偶作,时有太息,面色不华,口干苦,食纳欠佳,厌油腻,夜眠差,二便可。舌暗胖有齿痕,舌苔白腻,脉弦微滑数。

中医诊断:胆胀。西医诊断:胆囊炎。

证属:肝郁脾虚,气滞湿阻。治宜:疏肝健脾,理气止痛。以柴胡疏肝散加减,处方:

柴胡15 g,枳壳30 g,白芍30 g,陈皮10 g,香附15 g,川芎15 g,郁金30 g,金钱草30 g,鸡内金15 g,木香10 g,炒麦芽15 g,石菖蒲15 g,牡丹皮10 g,栀子6 g。

7剂。水煎服,每日1剂。

并嘱节饮食,忌暴饮暴食,忌油腻荤腥,避风寒,畅情志,适劳逸。

二诊

右胁背胀痛明显减轻,脘腹痛、口苦亦轻,精神好转,表情自然,面色转润,偶有太息,纳食渐增,眠稍安,咽干涩,偶咳,痰少。舌暗胖有齿痕,舌苔

薄白,根腻,脉弦略数。效不更法,上方加味,继服 7 剂,巩固疗效。处方:

柴胡 15 g,枳壳 30 g,白芍 30 g,陈皮 10 g,香附 15 g,川芎 15 g,郁金 30 g,金钱草 30 g,鸡内金 15 g,木香 10 g,炒麦芽 15 g,石菖蒲 15 g,牡丹皮 10 g,栀子 6 g,车前子 15 g(包)。

三诊

药后右胁背胀痛缓解,不慎感冒致全身酸痛。

予清气饮子化裁调理而愈。

【按】 患者饮食失节,损伤脾胃,运化失健,湿浊内生,气机阻滞,肝胆气逆,经络不畅,不通则痛。"胆为中精之府",宿积痰饮,阻碍经络通畅,不通则痛,积久化热,痰热互结,致伤少阳冲和之气。此案患者右胁背胀痛,口苦,厌油腻,脉弦滑为肝胆郁滞之征,胃脘胀痛,食欲不振,舌淡胖,有齿痕,为脾虚之征,脉兼数为气郁之征,故治疗以柴胡疏肝散为基础方,加三金以利胆,麦芽、石菖蒲合枳壳以运脾,予牡丹皮、栀子以清热。方中车前子的用法较为独特,有给湿邪以出路的含义。辨证基础上重用白芍、枳壳、郁金,是治疗胆道疾患的经验所在,尝以此法治疗胆道蛔虫症。

案 2 （王自立医案）

范某,女,57 岁。

初诊(2006 年 2 月 21 日)

主诉:右胁背胀闷反复发作 6 年余,加重 1 个月。

患者 6 年来每因饮食失节、情志失调出现右胁背胀闷不适。多次查 B 超示:脂肪肝,胆囊炎,三系统示小三阳[即乙型肝炎表面抗原(HBsAg)、乙型肝炎 e 抗体(HBeAb)、乙型肝炎核心抗体(抗 HBc)三项阳性],经对症支持治疗后,肝纤维化指标逐渐好转,1 个月前因饮食而复。症见:右胁背胀闷,心烦易怒,情绪不畅则症显,食纳可,二便调。舌体胖,舌质淡略暗,舌苔薄白,脉象沉细微弦。

中医诊断:胆胀。西医诊断:慢性胆囊炎;脂肪肝;慢性乙型病毒性肝炎。

证属：肝脾不和。治宜：健脾助运，养血柔肝。方用归芍运脾汤化裁。处方：

当归 15 g，白芍 15 g，党参 30 g，白术 30 g，茯苓 10 g，石菖蒲 15 g，炒麦芽 15 g，山楂 15 g，香附 12 g，郁金 15 g，甘草 6 g。

6 剂。水煎服，每日 1 剂。

二诊

服药 6 剂后，患者精神好转，面色略润，右胁背胀闷减轻，情绪稳定，食纳可，二便调。舌体胖，舌质淡，舌苔薄白稍黏，脉象沉细微弦。药已中病，上方调服。处方：

当归 15 g，白芍 15 g，党参 30 g，白术 30 g，茯苓 10 g，石菖蒲 15 g，炒麦芽 15 g，山楂 15 g，香附 12 g，郁金 15 g，甘草 6 g，金钱草 30 g，木瓜 15 g，茵陈 10 g。

水煎服，每日 1 剂。

三诊

药后右胁背胀闷进一步减轻，仍心烦易怒，唇干口苦，脉转沉弦。

调方以柴胡疏肝散加味。6 剂。

【按】　治疗肝病，不可一味疏泄、清解、攻伐，否则肝阴被伐，肝体受阻，肝阳失制，致病势反剧。而应以养肝为第一要务，使肝阴得养，肝体得柔，肝气可疏。患者年逾五旬，久病体弱，饮食所伤，脾运失健，气血失充，肝失所养，胆失疏泄，经络不畅而成胆胀。证属肝脾不和。治以健脾助运，养血柔肝。本案中当归、白芍补血养肝，香附、郁金疏肝理气，解郁止痛，炒麦芽、山楂共用健脾助运，甘草缓急止痛，调和诸药。诸药合用以达到"治肝必柔肝，柔肝必养肝"，亦即"养肝即柔肝，柔肝可疏肝"之义。

案 3　（张正海医案）

童某，女，49 岁。

初诊(1998年月初)

主诉:胁痛,伴右肩背胀痛1月余。

B超示胆结石(多发)。因年底宴会太多,终日操心劳累,导致胁突发疼痛,并牵及右肩背胀痛不已,伴口苦心烦,脘痞干呕,腹满便秘,舌质红,苔黄厚,脉弦数。

中医诊断:胆胀。西医诊断:胆石症。

证属:湿热蕴结,腑浊不泄,胆胃失和,气滞血瘀。治宜:清胆和胃,通腑泄浊,清热利湿,活血理气。处方:大柴胡汤加味。

柴胡15 g,黄芩9 g,生姜9 g,姜半夏9 g,枳实12 g,生大黄9 g(后下),白芍15 g,鸡内金9 g,大腹皮12 g,茵陈30 g,木香6 g。

3剂。水煎服。

二诊

药后大便已通,胁痛减轻,脘腹稍舒。考虑多发胆结石,宜伍入排石消石之品。处方:

柴胡15 g,黄芩9 g,枳壳9 g,生大黄5 g(后下),白芍20 g,鸡内金9 g,木香6 g,金钱草30 g,海金砂15 g,郁金9 g,肉桂6 g,益母草20 g。

3剂。水煎服。并嘱注意淘洗粪便。

三诊

药后大便溏稀,日行三四次。自服第二剂中药时发现粪便中有砂粒样小石块淘出,余症基本大瘥。

其夫亲见此方排石效捷,便索方以治自己的胆结石,吾应允之,且疏一方令为末缓服。处方:

柴胡15 g,黄芩9 g,白人参15 g,炙甘草6 g,枳壳9 g,火硝15 g,枯矾15 g,芒硝5 g,白芍20 g,鸡内金9 g,木香6 g,金钱草30 g,海金砂15 g,郁金9 g,肉桂6 g,益母草20 g,青皮6 g,陈皮6 g,延胡索6 g,乌药6 g,炮姜6 g,核桃肉30 g。

5剂。共碾细末,每服6 g,每日3次,开水加米醋小勺,饭后送服。

【按】　胁痛是一个自觉症状,可以出现于多种疾病。本例患者因湿热久蕴,腑浊不泄,又复因劳累过度而突发胁痛,根据牵及右肩背胀痛、口苦等兼症,应为胆道病变(后经 B 超检查为胆结石)。《灵枢·四时气》云:"邪在胆,逆在胃。"湿热郁蒸,久熬成石,三焦受阻,胆府不泄,横犯阳土胆胃俱病,乃发斯证。用仲景大柴胡汤加味清胆和胃,通腑泄浊,清热利湿,活血理气。药后便通腑浊以降,湿去热势得缓;二诊以清胆和胃为主并伍排石消石之品,胆气疏而胃气和,三焦利而石竟消,说明药中肯綮。后来所疏治胆结石之方,乃吾多年习用胆结石通用方,方中以变通大柴胡汤为主,结合了仲景硝石矾石散、清人费伯雄清阳汤(由柴胡、青皮、陈皮、延胡索、乌药、炮姜、郁金、木香等药组成,有疏木行气之功用,对肝胆郁结的治疗,其效可靠)及四金消石汤等。本方久服可以起到化石排石作用,疗效确切。

案4　(张正海医案)

陆某,男,42 岁。

初诊(2003 年 9 月)

主诉:两胁刺痛 10 余日。

两胁刺痛 10 余日,左侧尤甚,伴胸闷短气,上半身转侧不利。曾就近按岔气治疗未效,故来门诊就诊。经胸透、心电图、B 超肝胆脾胰、肝功能化验未见异常。

中医诊断:胆胀。西医诊断:胆囊炎。

证属:气滞血瘀,络道失和。治宜:行气活血,通络散结。处方:张仲景旋覆花汤加味。

旋覆花 12 g(包煎),茜草 15 g,青葱管 1 尺(切),木香 6 g,郁金 9 g,黄酒 100 ml。

3 剂。先煎前 5 味两煎,将两煎和匀纳黄酒 100 ml,趁热分 2 次饭后服下,每日 1 剂。

二诊

药后胸胁刺痛减十之七八。

拟上方加全蝎3 g,继服3剂以求痊愈,服如前法。

【按】 本例患者整天工作于隧道之中,潮湿阴冷,强力持重;潮湿阴冷可使经脉凝泣,强力持重尤易损伤阳气。胁为气机升降之通道,胸为阳气聚集之清府,当升降受阻,胸阳不展,即可导致气滞血瘀,络道失和。仲景旋覆花汤原为肝着而设,仲景在《金匮要略·五脏风寒积聚病脉证并治》云:"肝着,其人常欲蹈其胸上,先未苦时,但欲饮热,旋覆花汤主之。"肝着,其病机是肝脏受邪而疏泄失职,其经脉气滞血瘀,着而不行。然肝脉布胁络胸,当肝脉气滞血瘀,着而不行时必然引起胁痛胸疼,然多见刺痛或胀痛。方用旋覆花汤,以其能行气活血,通阳散结。方中旋覆花,百花皆升唯旋覆花独降。《神农本草经》谓:"主结气胁下满。"有消痰行水,降气止噫之功。茜草(有谓新绛)能通经脉,活血行血;青葱管温通阳气,散结通络。本方开启了辛润通络法的先河,后世叶天士等诸多医家以此方为基础,衍生出许多不同类型的旋覆花汤,扩大了主治范围,充分发挥了旋覆花汤的方药价值。张正海在方中加入了木金散和黄酒,强化了理气活血通络作用。后以原方佐全蝎,止痛并搜剔经隧余邪,仅二诊而使之痊愈。

第四节　泄　泻

一、概述

泄泻系因感受外邪,或饮食内伤,致脾失健运,传导失司,以大便次数增多,质稀溏或如水样为主要表现的病症。相当于急、慢性肠炎或肠功能紊乱等疾病。大便稀薄或如水样,次数增多,可伴腹胀腹痛等症;急性暴泻起病突然,病程短,可伴有恶寒、发热等症;慢性久泻起病缓慢,病程较长,反复发作,时轻时重,饮食不当、受寒凉或情绪变化可诱发。基本病机为脾胃受损,湿困脾土,肠道功能失司。泄泻的主要病变在脾胃与大小肠,病变主脏在脾,脾失健运是关键,同时与肝、肾密切相关。脾主运化,喜燥恶湿;大小肠司泌浊、传导;肝主疏泄,调节脾运;肾主命门之火,能暖脾助运,腐熟水谷。若脾运失职,小肠无以分清泌浊,大肠无法传化,水反为湿,谷反为滞,混合而下,则发生泄泻。病理因素主要是湿,湿为阴邪,易困脾阳,脾受湿困,则运化不健,故《医宗必读》有"无湿不成泻"之说。

二、辨证分型

中医根据病因病机和临床特点进行辨证论治,可以分为以下几种证型。

(一)寒湿困脾证

大便清稀或如水样,腹痛肠鸣,畏寒食少,苔白滑、脉濡缓。治以芳香化湿,疏表散寒。常用藿香正气散加减。

(二)肠道湿热证

腹痛即泻,泻下急迫,粪色黄褐秽臭,肛门灼热,可伴有发热,舌红,苔黄腻,脉濡数。治以清热利湿。常用葛根芩连汤加减。

(三)食滞胃肠证

腹满胀痛,大便臭如败卵,泻后痛减,纳呆,嗳腐吞酸,舌苔垢或厚腻,脉滑。治以消食导滞。常用保和丸加减。

(四)肝气郁滞证

腹痛肠鸣泄泻,每因情志不畅而发,泻后痛缓,舌质红,苔薄白,脉弦。治以抑肝扶脾。常用痛泻要方加减。

(五)脾气亏虚证

大便溏薄,夹有不消化食物,稍进油腻则便次增多,伴有神疲乏力,舌质淡,苔薄白,脉细。治以健脾益气,渗湿止泻。常用参苓白术散加减。

(六)肾阳亏虚证

晨起泄泻,大便夹有不消化食物,脐腹冷痛,喜暖,形寒肢冷,舌淡胖,苔白,脉沉细。治以温肾健脾,涩肠止泻。常用四神丸加减。

三、医案精解

案 1 （王兰英医案）

张某,女,66 岁。

初诊(2016 年 4 月 21 日)

主诉:胃部胀痛,伴肛门不适 5 日。

2014 年 9 月 18 日因"反复腹泻 3 年,加重 1 周"住院。查电子结肠镜示:直肠肿瘤。于 2014 年 9 月 30 日在全身麻醉下行直肠癌根治术。术后病理:中分化腺癌,癌组织侵及浆膜层,上下缘未见癌组织,淋巴结 11 枚,未见癌转移(0/11),行 6 个疗程的 FOIFOX 方案化疗。2016 年 4 月 16 日出现胃脘部胀痛伴有恶心,大便每日 7~8 次,肛门部坠胀不适,休息后未见缓解。2016 年 4 月 21 日就诊我处,症见:胃脘部胀痛伴有恶心,每日大便 7~8 次,肛门部坠胀疼痛不适,体乏无力,纳呆,舌质淡,苔白,脉细弱。

中医诊断:泄泻。西医诊断:直肠癌术后。

证属:脾胃虚弱,运化无权。治宜:健脾益气,渗湿止泻。处方:健脾丸加减。

黄芪 45 g,白花蛇舌草 30 g,太子参 30 g,瓦楞子 20 g(先煎),甘草 5 g,麸炒薏苡仁 30 g,醋香附 10 g,麸炒苍术 30 g,木香 10 g,陈皮 10 g,槟榔 10 g,盐补骨脂 15 g,麸煨肉豆蔻 10 g,茯苓 30 g。豆蔻 10 g(后下),焦麦芽 20 g,砂仁 10 g(后下),黄连 5 g。

15 剂。水煎服,每日 2 次。

二诊

半个月后再诊,患者胃脘部胀痛、恶心较前好转,大便次数每日 6~7 次,肛门部坠胀,疼痛不适缓解,治疗有效,效不更方,继续上方 1 个月,已无胃脘部不适,每日大便 4~5 次,体乏无力,纳呆症状好转,肛门坠胀不适,疼痛症状消除。随诊半年,病情稳定,未见复发。

【按】《灵枢·师传》曰:"胃中寒,则腹胀。肠中寒,则肠鸣飧泄。胃中寒,肠中热,则胀而且泄。"脾主运化,喜燥恶湿,大小肠泌浊、传导,若脾运失职,小肠无以分清泌浊,大肠无法传化,水反为湿,谷反为滞,混合而下,则发生泄泻。脾虚湿盛是导致泄泻发生的关键所在。本案患者为直肠癌术后,因其化疗,导致脾胃功能减弱,机体正气虚弱,运化失司,当以健脾益气,方中黄芪补气升阳;槟榔行气消胀;瓦楞子制酸止痛;黄连清热燥湿;厚肠止泻;茯苓甘淡渗湿,使湿从小便分消;肉豆蔻、木香行气止痛;肉豆蔻又可涩肠止泻;砂仁、陈皮理气开胃,醒脾化湿,切使全方补而不滞,与余药共起健脾渗湿之效。

案2 (李顺保医案)

张某,女,64 岁。

初诊(2013 年 10 月 28 日)

主诉:腹泻 2 日。

患者 2013 年 10 月 26 日前以"胃溃疡、胃穿孔"在某人民医院行手术治疗。于 2013 年 10 月 12 日以"腹痛腹胀伴呼吸困难,发热 26 日"转入我院 ICU。经抗感染、气管切开、有创呼吸机、肠外营养等治疗,体温降至正常,呼吸稍平稳(呼吸机已撤),腹痛腹胀消失。2013 年 10 月 26 日,患者出现腹泻,服用蒙脱石散、酪酸梭菌糖化菌肠球菌活菌制剂,腹泻未止。2013 年 10 月 28 日,中医会诊:总蛋白 50 g/L,白蛋白 29 g/L,球蛋白 21 g/L,P^{3-} 0.84 mmol/L,Mg^{2+} 1.09 mmol/L,Ca^{2+} 1.59 mmol/L,K^+ 5.48 mmol/L,Na^+ 142 mmol,Cl^- 106 mmol/L。患者神情,恶病质,体温正常,腹泻水样便(水分>95%),日行 4~5 次,无里急后重,无肛门灼热感。腹部查体:腹软无肌力,无压痛及反跳痛,肠鸣音弱,无过水声。脉细弱,苔薄白,质淡。

中医诊断:泄泻。西医诊断:急性肠炎。

证属:脾肾阳虚,气虚不能运化,小肠分利失职。治宜:利小便,实大便。处方:五苓散加味。

云茯苓 12 g,猪苓 12 g,细桂枝 10 g,车前子 12 g,木通 10 g,粉草薢 10 g,通草 10 g,灯心草 6 g,炒白术 12 g,炙黄芪 15 g,明党参 12 g,太子参 12 g,炙升麻 6 g。

3 剂。每日 1 剂,每日 2～3 次,每次 200～250 ml。服用 1 剂后,腹泻止,连服 3 剂后停服。

【按】 小肠具有"受盛化物""分清泌浊"的功能,一旦小肠功能失调,水液不能渗泌至膀胱,水液与食物残渣并在大肠,则导致腹泻。"利小便、实大便"是中医治疗水泻的一种变通治法,即通过疏利小便而使大便成形的治疗方法,张景岳《景岳全书·泄泻》:"治泻不利小便非其治也。"

本病例系老年女性,呈恶病质,腹泻水样便,日行数次,无腹痛,无里急后重,肛门无灼热感,服用蒙脱石散等收敛剂无效。脉细弱,苔薄白质淡。患者脾肾阳虚,小肠分利失职,故拟用五苓散加味,方中茯苓、猪苓、木通、草薢、通草、灯心草淡渗利尿,桂枝温阳,党参、太子参、白术温脾补气,升麻升提中气。因药证合拍,故疗效甚佳。

临床应用"利小便实大便"治法,禁用大便呈脓血便或黏液便,伴有腹痛、里急后重、肛门有灼热感、腹痛明显,粪便培养阳性等之感染性肠炎和痢疾。中医属湿热下注或实热积滞型者禁用或慎用。

案 3 (李顺保医案)

刘某,男,62 岁。

初诊(2014 年 6 月 26 日)

主诉:慢性腹泻 10 年。

患者患慢性腹泻近 10 年,经肠镜检查和钡餐胃肠透视均未发现阳性病变,数次大便培养均为阴性。曾服用中西药(药名不清)均未获效。门诊就诊自诉,每日腹泻 3～4 次,不成形,水分＜45％,色黄,无脓血,少腹伴有轻度腹痛,喜热饮,不能进食冷凉食物及水果等,无里急后重及肛门无灼热感。查体:腹软无肌卫,脐周有轻度压痛,未触及包块及肠型,听诊肠鸣音正常。

脉细,苔薄白质淡。

中医诊断:泄泻。西医诊断:慢性肠炎。

证属:脾阳不振,中焦虚寒,水谷运化失常,小肠分清泌浊失职。治宜:温中祛寒。方用自拟桂附五香散敷脐。处方:

肉桂10 g,制附子10 g,蜀椒10 g,沉香10 g,檀香10 g,木香10 g,丁香10 g,降香10 g。

上8味共研细末,医用纱布包裹,敷脐,用布带扣紧。15日为1个疗程。

二诊(2014年6月30日)

患者自诉,脐敷后第二日腹泻停,大便成软便色黄,无腹痛,自觉脐周有暖气四溢,3日后大便日行1次,色黄,成形。

追访半年后再未复发,且可进食水果。

【按】 附子、肉桂辛甘,大热,温中散寒,补脾肾,助阳气。蜀椒辛热。三者合之,温中祛寒力强。沉香、檀香、木香、丁香、降香,香气四窜,载温气四溢,合奏补脾肾、助阳气、温中祛寒之功效。桂附五香散敷脐疗法,临床应用时久,病例之多,增获效,且价廉,应用方便,深受患者欢迎。

案4 (裴正学医案)

张某,男,45岁。

初诊(2012年3月13日)

主诉:腹痛、黏液便伴次数增多10日。

患者于2012年1月5日在甘肃省人民医院全身麻醉下行结肠癌根治术,术后病理示:中分化腺癌,溃疡型,肿块大小为4.5 cm×2 cm×3 cm,上下切缘未见癌组织,癌组织侵犯浆膜外脂肪组织及脉管,淋巴结见癌组织(1/12),分期为$T_{4b}N_1M_0$,Ⅲ。期术后应用FOIFOX方案化疗2周期,于2012年3月13日就诊于裴正学门诊。症见:腹胀,腹痛,黏液便,每日10余次,少气懒言,体乏无力,纳呆,舌淡,苔腻微黄,脉沉细而滑。

中医诊断:积聚。西医诊断:结肠癌术后(中分化腺癌$T_{4b}N_1M_0$,

Ⅲ。期）。

证属：脾虚湿盛。治宜：健脾益气，理气化湿。处方：裴氏健脾益肠汤合香砂六君子汤加减。

黄芪 20 g，炒白术 10 g，炒苍术 10 g，厚朴 10 g，陈皮 6 g，防风 10 g，当归 10 g，白芍 10 g，木香 10 g，枳实 10 g，槟榔 10 g，生薏苡仁 30 g，黄芩 10 g，黄连 6 g，草豆蔻 10 g，党参 10 g，茯苓 15 g，法半夏 10 g，甘草 6 g。

14 剂。每日 1 剂，水煎服。嘱患者按期行下程 FOIFOX 方案化疗。

二诊（2012 年 4 月 1 日）

服用前方期间化疗 1 次，腹胀、腹痛较前减轻，黏液便明显好转，每日 2～3 次，乏力，纳差，舌淡，苔薄白，脉细滑。复查肿瘤标志物癌胚抗原（CEA）：正常。血常规示：白细胞计数 3.1×10^9/L，中性粒细胞 1.48×10^9/L。

前方加兰州方核心药物（北沙参、太子参、人参须、潞党参、生地、山茱萸）补肾填精，继服半个月。

三诊（2012 年 4 月 17 日）

腹胀、腹痛症状基本消失，大便日 1～2 次，无黏液，疲乏、纳差，舌脉同前，复查血常规正常。

前方加入焦三仙各 10 g，鸡内金 10 g，炒莱菔子 10 g 以健脾开胃，15 剂，2 日 1 剂，水煎服。6 次化疗结束后疗效评价稳定，此后，患者坚持裴正学门诊服用中药治疗至今，其间多次复查未见复发、转移。2016 年 3 月 28 日复查胸腹盆 CT、CEA 均正常。

【按】 此例为结肠癌术后化疗患者，病理诊断明确，辨证属脾虚湿盛，初诊予裴氏健脾益肠汤合香砂六君子汤健脾益气、理气化湿，因其舌苔微黄，兼有郁热，加黄芩、黄连清热燥湿。药后腹痛、腹泻明显减轻，但患者反复化疗，损伤肾气，出现骨髓抑制、白细胞数下降，遂合用兰州方核心以补肾填精生血。张元素谓"盖积聚癥瘕，必由元气之不足，不能运行而致之。欲其消散，必借脾胃气旺，能渐渐消磨开散，以收平复之功"，故于三诊方中加入焦三仙、鸡内金、炒莱菔子以加强健脾益气之力。纵观全案,治疗始终以健脾益气为主,佐以补肾填精之法,同时配合西医化疗,扶正祛邪,终获显效。

案 5　(裴正学医案)

李某,女,63 岁。

初诊(2010 年 3 月 26 日)

主诉:低热、腹胀、腹痛、脓血便 2 周。

患者于 2010 年 3 月 18 日因"低热、腹胀、腹痛、脓血便 2 周"就诊于兰州军区总医院,行结肠镜检查,考虑为结肠癌。病理检查示:管状腺癌。CEA＞1 000 pmol/L。患者拒绝手术治疗,遂行 XELOX 方案化疗 1 次,化疗后胃肠道反应较重,遂于 2010 年 3 月 26 日就诊于裴正学门诊。主诉:间断发热,腹痛伴脓血便 1 月余。现病史:反复出现发热,最高体温达 39.3℃,腹胀,大便每日 7～8 次,黏液血便,里急后重,恶心,纳差,疲乏,舌质红,苔黄腻,脉滑数。

中医诊断:肠覃。西医诊断:结肠癌(管状腺癌)。

证属:脾虚湿热。治宜:健脾益气,清热燥湿,调气和血。裴氏健脾益肠汤加味。处方:

黄芪 15 g,炒白术 15 g,炒苍术 10 g,厚朴 10 g,陈皮 6 g,防风 10 g,当归 10 g,白芍 10 g,木香 10 g,枳实 10 g,槟榔 10 g,生薏苡仁 30 g,黄芩 10 g,黄连 6 g,冬瓜子 30 g,白花蛇舌草 15 g,半枝莲 15 g,槐花 15 g,山慈菇 12 g,丹参 20 g,水蛭粉 3 g(分冲),莪术 10 g,甘草 6 g。

14 剂。每日 1 剂,水煎服。

二诊(2010 年 4 月 13 日)

患者发热、黏液脓血便、里急后重均好转,大便每日 2～4 次,恶心消失,纳差减轻,舌质红,苔黄腻,脉弦滑数。

前方加虎杖 15 g、夏枯草 15 g、蚤休 15 g。继进 14 剂。

三诊(2010年4月29日)

患者服药期间化疗1次,复查血常规正常,发热、脓血便消失,里急后重减轻,大便日行2～3次,疲乏、纳差,舌质红,苔白腻,脉滑略数。继续给予裴氏健脾益肠汤加味。处方:

黄芪20 g,炒白术10 g,炒苍术10 g,厚朴10 g,陈皮6 g,防风10 g,当归10 g,白芍10 g,木香10 g,枳实10 g,槟榔10 g,生薏苡仁30 g,黄芩10 g,黄连6 g,焦三仙各10 g,鸡内金10 g,炒莱菔子10 g,甘草6 g。

14剂。每日1剂,水煎服。

此后以此方为主加减治疗,如热毒较重时,合用裴氏癌症五味消毒饮;脾肾两虚时合用兰州方核心,或改用兰州方治疗。其间6次化疗后复查CEA为150 pmol/L,结合CT及肠镜结果,疗效评价为部分缓解。2012年6月复查腹部CT及肠镜示病灶消失,病告痊愈。随访至今,病情未见复发。

【按】 此例患者确诊为结肠癌,拒绝手术治疗,西医采用姑息化疗后胃肠道反应较重,发热、腹胀、腹痛、脓血便等症状未见改善。中医辨证属脾虚湿热,予裴氏健脾益肠汤加清热化湿、凉血解毒之品,药后症减,因舌红苔黄,热毒仍重,故合用裴氏癌症五味消毒饮清热解毒抗癌。三诊时发热、脓血便消失,里急后重减轻,热毒渐清,转用裴氏健脾益肠汤健脾益气、扶正固本。此后,以此方随证加减,配合化疗,不仅减轻化疗毒副作用,而且增加了化疗疗效,使病情得到部分缓解,最终得以痊愈。

◎ 第五节 子 痰 ◎

一、概述

子痰系由肝肾阴亏,痰湿乘虚入络,凝于肾子而生。以附睾肿大、硬结触痛,溃后流脓清稀,形成瘘管为特征。相当于附睾结核。其特点为:肾子酸胀隐痛,附睾有不规则硬结,局限于尾部或全部,并可蔓延到睾丸。子系增粗,或有串珠结节;数月或数年后,硬结与阴囊粘连,皮色暗红,形成脓肿;溃后脓出稀薄,夹有败絮样物,疮口凹陷,形成瘘管,经久不愈;本病多见于20～35岁青壮年;血白细胞总数及中性粒细胞正常,淋巴细胞增多,红细胞沉降率增快;脓液涂片可找到结核杆菌或脓液培养有结核杆菌生长。

二、辨证分型

中医根据病因病机和临床特点进行辨证论治,可以分为以下几种证型。

(一)湿痰凝结证

除肾子酸胀隐痛,附睾硬结,子系呈条索状肿硬外,一般无明显全身症状,苔薄,脉滑。

(二)阴虚内热证

肾子与阴囊皮肤粘连,色转暗红,酿脓时有轻微波动,伴有午后潮热,盗汗,倦怠,颧红,舌质红,苔薄黄,脉细数。

(三)阳虚痰凝证

肾子酸胀隐痛,附睾硬结不消,或溃后疮口久不愈合,伴有肢冷畏寒,面色淡白,腰酸肢软,肾子阴冷,舌边有齿痕,苔薄白,脉弱无力。

三、医案精解

案 (张正海医案)

柴某,男,38岁。

初诊(2016年6月11日)

主诉:阴囊左侧硬肿5个月。

5个月前左侧附睾头部起一绿豆大硬结,不痛不痒,此后不断增长如蚕豆大小,而且旁及睾丸,触之硬结、皮温稍凉,见其发展较快,泌尿科按睾丸炎给予消炎治疗,无任何起色。曾外敷中药贴剂一段时间,肿如故,遂前来求诊。刻下:左侧附睾丸硬肿形如鹌鹑蛋大小,仔细触摸睾头体部有数个大小不等包块成叠加状,触之硬结、冰凉,且稍有木胀感,睾丸肤色未见异常。问及起因患者浑然不知,然素嗜酒,常自觉口中多涎沫,患者拿出平时曾服过的药方记录,多为理中汤、甘草干姜汤、金匮肾气丸及消肿散结之类。观其舌体胖大,舌质淡,薄白苔,脉沉弦。

中医诊断:子痰。西医诊断:附睾结核。

证属:阳虚寒凝。治宜:温肾助阳。处方:阳和汤加味。

麻黄 3 g,肉桂 3 g,干姜 3 g,白芥子 5 g,甘草 5 g,牛膝 9 g,鹿角胶 10 g,熟地 30 g,浙贝母 15 g,全蝎 3 g。

7 剂。水煎服。

二诊

药后诸症如故。

拟上方加橘核 10 g、荔枝核 10 g、乌药 10 g。7 剂,水煎服。

三诊

服药半个月木胀感略有减轻,余症依旧。余寻思,病性属阴,病位在睾丸,病机为痰凝气滞,治用阳和汤当为对证,而何以竟无寸功?再从经络而论,睾丸属肾,足厥阴经脉络其间,鹿角胶、全蝎所用亦多顾及;但细究之,肿块长在阴囊皮肤之内、睾丸实质之外,应属表里之间,而表里之间则为半表半里,乃枢机之所在。也就是说痰凝气滞着于半表半里,阻碍了枢机的运枢功能,故治从少阳。这一思路使茅塞顿开,遂用仲景柴胡桂姜汤加味。处方:

柴胡 15 g,黄芩 10 g,桂枝 10 g,干姜 6 g,天花粉 12 g,牡蛎 15 g,炙甘草 6 g,鹿角霜 10 g,全蝎 5 g(研冲),海藻 20 g,橘核 10 g。

7 剂。水煎服。

四诊

药后木胀感消失,睾丸触摸有了点知觉,但包块尚无变化。考虑病程长,正愈虚而邪益坚,短期难以奏功,宜配合加味控涎丹缓图。处方:柴胡桂姜汤加味。

柴胡 15 g,黄芩 10 g,桂枝 10 g,干姜 6 g,天花粉 12 g,牡蛎 15 g,炙甘草 6 g,鹿角霜 10 g,全蝎 5 g(研冲),海藻 20 g,浙贝母 15 g,橘核 10 g。

10剂。水煎服。

并嘱用每剂所剩药滓，装袋蒸热热熨患侧阴囊。

丸剂：加味控涎丹。甘遂、大戟、白芥子各30g，麝香1g。共为细末，炼蜜为丸，如黄豆大，每服3粒，每日2次（服药后以大便溏泻为度，若不泻可加至5粒）。

五诊

汤丸结合治疗12日。服药前3日大便未泻，次日即将丸药增至5粒，1时许，遂见肠鸣痛泻，并混有痰涎状黏液，一连数次。待10剂将尽，患侧阴囊自觉有温热感，硬肿睾丸较前微变软。初见成效，说明方证吻合，拟汤药方中加血竭5g，10剂，水煎服。服熨如前法。如此，汤药依原基础方加减进退，丸药坚持3~5粒，每日2次。连续治疗6旬余，包块消失。

【按】　本例虽病程较久，但尚未化脓破溃，亦属顽疾，治疗非常棘手。原以阴证痰核投药不效，后经重修病位，依少阳痰核论治，投以加味控涎丹与柴胡桂姜汤加味，汤丸结合，历经近3月方愈。控涎丹又名子龙丸、妙应丸，出于宋人《三因极-病证方论》，原治涎伏于心上下，或忽然胸背、手足、颈项、腰胯痛不可忍，或神志昏倦多睡，或痰唾稠，夜间喉中如锯声，多流涎唾等证。《外科全生集》用以治初起并治横痃、贴骨疽等证。方中甘遂、大戟苦寒有毒，泻水逐饮，消肿散结；白芥子辛温，豁痰利气，"能搜剔内外痰结"（《本草经疏》语）。案中所用加味控涎丹，系控涎丹加麝香而成。因为麝香辛温，有开窍辟秽、活血散血之功。李时珍谓："麝香走窜，能通诸窍之不利，开经络之壅遏。"此方为笔者无意而得，30多年前曾偶遇一阴疽患者，局部破溃，流清稀无臭脓液，创口多日不能愈合，一外地民间老中医用热豆腐渣外敷患部，内服加味控涎丹，经治20余日创口愈合。后来几费周折才获此秘方。此后，张正海每遇阴证疮疡或阴证包块，经常法使用不效时，可在方药中加服此丹，多可获效。

附　五官科疾病

第一节　急喉喑

一、概述

急喉喑是因邪犯于喉所致，以声音嘶哑、声带水肿为特征的急性喉病，主要指急性喉炎。早在先秦甲骨卜辞中，已有"音有疾""疾言"的记载。《内经》称本病为暴喑、卒瘖。明《医学纲目》首载"喉喑"病名。明《景岳全书》提出"金实不鸣""金破不鸣"理论。中医认为风热毒邪由口鼻而入，直贯于喉，内应于肺，肺气不宣，邪热结聚于喉，气血壅滞，脉络痹阻，喉部肌膜红赤，声门开阖不利；或过食辛辣炙煿、醇酒厚味致胃腑积热，或邪热入里，热毒结聚咽喉以致气滞血瘀、脉络痹阻，肌膜红肿；或风寒外袭，肺气壅遏，气机不利，风寒之邪凝结于喉，致声门不利而声嘶。

二、辨证分型

中医根据病因病机和临床特点进行辨证论治，可分为以下几种证型。

（一）风寒袭肺证

声音嘶哑，发音低沉，咽喉胀紧，鼻塞、流清涕，咳嗽，咯痰清稀，声带肿胀而不充血，舌苔薄白，脉浮紧。治以疏风散寒，宣肺开音。常用三拗汤加减。

（二）风热犯肺证

声音粗糙，嘶哑，咽喉干燥，疼痛，咳嗽，咯痰黏白或微黄，咽喉黏膜充血,肿胀,舌边尖红,苔薄白,脉浮数。治以疏风清热,宣肺开音。常用疏风清热汤加减。

(三)肺热壅盛证

声嘶,咽痛,口渴,咳嗽,咯痰色黄,身热,便秘。咽喉黏膜充血深红、肿胀,有黄白色分泌物黏附于表面,舌红,苔黄,脉数。治以泄热解毒,利喉开音。常用泻白散或清咽利膈饮加减。

三、医案精解

案 (马鸿斌医案)

裴某,女,55岁。

初诊(2009年5月30日)

主诉:声音嘶哑5日。

5日前劳累后突然出现声音嘶哑,在某诊所给予口服“黄氏响声丸”清热解毒及抗炎药物(不详),无效,遂来就诊。察其咽无充血,扁桃体无肿大,心肺无异常,双下肢无水肿。症见:声音嘶哑,低微如耳语,面色萎黄,伴畏寒、咳嗽、咽中不适,纳可,二便如常,舌淡,苔薄白腻,脉沉细。

中医诊断:急喉喑。西医诊断:急性喉炎。

证属:肾阳不足,寒邪侵袭。治宜:助阳解表,散寒利窍。处方:麻黄附子细辛汤加味。

麻黄6 g,炮附片9 g(先煎),细辛3 g,桔梗9 g,防风6 g,炙甘草9 g。3剂。水煎服,每日1剂,每日2次。

建议患者去耳鼻喉科检查排除器质性病变。

二诊(2009年6月6日)

诉服完第一剂药,第二日即能够发出声音,3剂服完后声音基本正常,唯咽中仍不适。在省人民医院查喉镜提示:咽异感症,予“七味清咽气雾剂,蒲地黄消炎片,金嗓散结丸”等,患者用药后觉咽痒加重,声音不清亮,咽干,遂复来门诊就诊。症见:发声完全正常,咽痒,咽干不适,无咳嗽、烦躁、

胸闷,舌脉同前。前方已中病,寒邪渐去,阳气渐复,然又因苦寒复伤其阳,故病情加重,仍以麻黄附子细辛汤加味,处方:

麻黄6g,炮附片9g(先煎),细辛3g,桔梗9g,防风6g,炙甘草9g,木蝴蝶9g。

3剂。水煎服,每日1剂,每日2次。尽剂后诸症痊愈。

【按】 暴瘖以突发声音不扬、嘶哑甚至失音为主要表现。与西医的急性喉炎类似。古今医家认为本病多因感受风热邪毒,风火热毒蕴结于喉,经脉阻塞;或风寒外袭,寒邪凝聚于喉,脉络阻滞等引起。但笔者发现素体阳虚,寒邪直中少阴者也不鲜见。《素问·宣明五气篇》曰:"邪入于阳则狂,邪入于阴则痹;搏阳则为巅疾,搏阴则为瘖。"《素问·脉解篇》亦谓:"所谓入中为瘖者,阳盛已衰,故为瘖也。"说明"瘖"之本在于阳气虚衰,复为寒邪入中。本例患者素体阳虚,复因调摄失宜,寒邪乘虚而入,客于足少阴肾经。而足少阴肾经,"其直者,从肾上贯肝膈,入肺中,循喉咙,挟舌本",故声音嘶哑;寒邪外袭,肺卫失宣,故咽中不适,咳嗽;阳虚不能温煦,故畏寒,舌淡,苔薄白腻,脉沉细。麻黄附子细辛汤出自《伤寒论》少阴篇,原治"少阴病,始得之,反发热,脉沉者"。分析其病机,与本患者十分合拍,故用之效如桴鼓。

第二节 鼻鼽

一、概述

鼻鼽是因禀质特异,肺卫气虚,不耐风寒异气所致,以阵发性鼻痒、连续喷嚏为特征的疾病。鼻鼽之名出自《素问·脉解》,《医学纲目》将其作为病名。相当于西医学的变应性鼻炎(过敏性鼻炎)。以阵发性鼻痒、连续喷嚏、鼻塞、鼻涕清稀量多和发作时鼻黏膜苍白为特点,伴有失嗅、眼痒、咽喉痒等症。起病迅速,症状一般持续数分钟至数十分钟。间歇期无喷嚏及鼻塞。古代文献论述丰富,如明代戴思恭《秘传证治要诀及类方》说:"清涕者,脑冷肺寒所致,宜细辛、乌、附、干姜之属。"肺气亏虚,卫外不固,腠理疏松,营卫失调,风寒异气乘虚侵袭,宣降失调,发为鼽嚏;肺虚气弱,气不摄津,清涕下注;或脾虚气虚,生化不足,清阳不升,肺失所养,卫表不固,易感外邪侵袭;脾虚运化失职,津液壅滞于鼻;或肾阳不足,肺失温煦,卫表不固,易感外邪侵袭;又肾阳不足,命门火衰,不能温化固摄水液,寒水上犯。

二、辨证分型

中医根据病因病机和临床特点进行辨证论治,可以分为以下几种证型。

(一)肺虚感寒证

常因感受风冷异气发病,恶风寒,面白,气短,咳嗽,咯痰色白,舌苔薄白,脉浮。治以补益肺气,祛散风寒。常用玉屏风散(《世医得效方》)和苍耳子散(《济生方》)加减。

(二)脾气虚弱证

鼻痒而喷嚏连作,清涕量多,四肢乏力,大便溏薄,鼻黏膜色淡红,舌淡,苔白,脉细弱。治以健脾益气,固表止嚏。常用玉屏风散(《世医得效方》)和补中益气汤(《脾胃论》)加减。

(三)肾阳亏虚证

鼻痒,鼻塞,喷嚏较多,遇风冷则易发作,畏寒肢冷,小便清长,大便溏薄,鼻黏膜淡白,鼻甲水肿,舌淡,苔白,脉沉细。治以补益肾气,温阳固表。常用金贵肾气汤(《金匮要略》)加减。

三、医案精解

案 1 （张正海医案）

张某,女,37 岁。

初诊(2012 年 5 月 28 日)

主诉:患过敏性鼻炎 3 年。

盛夏外出每戴口罩,上街购物无一例外。裸鼻则喷嚏不断,涕泪交加,

185

鼻塞不闻香臭,汗出恶风头痛。抗过敏西药每日必服,若旷服,当日即痛苦不堪。素易感冒,纳差乏力,畏寒喜温,舌淡胖,苔薄白,脉浮大无力。

中医诊断:鼻鼽。西医诊断:变应性鼻炎。

证属:肺气不足,卫外不固,脾肾阳虚,风邪袭窍。治宜:助阳温肺,疏风利窍。处方:保元汤合过敏煎加味。

生黄芪 45 g,党参 15 g,肉桂 6 g,炙甘草 9 g,银柴胡 10 g,乌梅 12 g,防风 10 g,北五味 9 g,炮附片 9 g。

3 剂。水煎服。

二诊

上药服后,自觉身体温热舒坦,流涕明显好转,但自汗如故,鼻塞依旧。说明营卫尚不和谐,拟保元汤合桂枝汤加味。处方:

桂枝 9 g,白芍 9 g,炙甘草 6 g,生姜 9 g,大枣 6 枚,生黄芪 30 g,白术 9 g,防风 3 g,炮附片 12 g,山茱萸 10 g,蜂房 20 g。

5 剂。水煎服。

三诊

上药服 1 剂鼻窍顿通,5 剂服完诸症大瘥,如斯速效,患者信心很高,恐再复发,要求配药以利根治。遂以上一二诊方组合加味。处方:

生黄芪 45 g,白术 12 g,防风 6 g,银柴胡 10 g,乌梅 12 g,北五味 9 g,桂枝 9 g,白芍 9 g,炙甘草 6 g,生姜 9 g,大枣 6 枚,白人参 15 g,炮附片 6 g,鹿角胶 15 g,龟甲胶 10 g,山茱萸 10 g,紫河车 15 g,桑螵蛸 24 g,栀子 6 g,龙胆草 9 g,鸡内金 12 g,佛手 9 g,生麦芽 12 g,荷叶 9 g,石菖蒲 12 g,辛夷 9 g,蜂房 20 g。

6 剂。共为细末,过筛,炼蜜为丸,9 g 重,每服丸,每日 2 次。

后随访痊愈。

【按】 过敏性鼻炎,属中医"鼻渊""鼻鼽"范畴,视鼻涕之清浊而有鼻鼽、鼻渊之分:一般而言鼻鼽多寒而鼻渊多热,多为正虚而贼风外袭,伤于肺窍所致。《灵枢·脉度》:"肺气通于鼻,肺和则鼻能知臭香矣。"本例因久流清涕,应为鼻鼽。由于患者阳虚体质,邪多从寒化,故治疗上应以固卫温阳为主导思想,辅以疏风脱敏为策。

本例一诊用保元汤合过敏煎以固卫温阳,疏风脱敏。保元汤出自魏桂岩《博爱心鉴》一书,魏氏云其:"治男妇气虚之总方也……以为血脱须补气,阳生则阴长,有起死回生之功,故名之为保元也。"《医宗金鉴》谓:"是方用黄芪保在外一切之气,甘草保在中一切之气,人参保上、中、下、内、外一切之气,诸气治而元气足矣。然此汤补后天水谷之气则有余,生先天命门之气则不足,加肉桂以鼓肾间动气。"另外,魏桂岩认为:"少佐肉桂,扶阳益气以充达周身,参芪非桂引导,不能独树其功,桂不得甘草和平气血,亦不能绪其条理。"所以用此方为君,固卫保元而匡正达邪,对本症最为切当。今人祝谌予过敏煎对多种原因导致的过敏性反应多有效验,故用以为臣,臻疏风脱敏之功。炮附片为辅佐,补肾壮阳而能鼓荡少阴。由于方证合拍,取得了预期效果。二诊自汗如故,说明营卫尚不和谐,用桂枝汤以调和营卫,玉屏风散益气固表,炮附片、山茱萸助阳敛阴,扶阳止汗。三年之疾仅两诊告愈。然而巩固疗效尤为重要,故三诊将前两诊方药结合并伍入补肾健脾、益气养血、清胆泄热、芳香利窍之品,炼蜜为丸缓图,终达根治。另外对于鼻塞不闻香臭者,蜂房功不可没。考蜂房甘平,有通鼻开窍、兴阳助性、振奋性功能、补肾固涩、止带缩泉、温阳散结、解毒消肿止痛等诸多功用。朱良春说:"露蜂房疗带下清稀、阳痿久咳。""露蜂房不仅有祛风攻毒作用,而且有益肾温阳之功。"鉴于蜂房有如此优点,所以鼻塞患者张正海恒用之。斯证临床较为常见,但根治尚难,上法为笔者习用之方略,多应手取效,故录之。

案2 （裴正学医案）

患者,男,43岁。

初诊(2017年5月16日)

主诉:反复鼻塞流涕3年余,加重伴恶风、前额痛1周。

现病史：患者自述遇风易感冒，3年前因外感出现间断性鼻塞、流涕等症状，未给予治疗；1周前再次外感。症见：前额及眉棱骨、鼻两侧疼痛，鼻塞，鼻涕量多，黄白相兼，心烦口干，后背僵硬冰凉，大便4～5日1次，舌淡红，苔黄腻，脉缓。鼻内镜检显示：中鼻甲肥大，鼻黏膜充血，表面附着黏脓性分泌物。

中医诊断：鼻渊。西医诊断：慢性鼻炎；鼻窦炎；习惯性感冒；便秘。

证属：阳虚外感，胆胃郁热。治宜：解表利窍，兼和解少阳，理气行滞通便。处方：给予大青龙汤、五味消毒饮合半夏泻心汤加减。

麻黄10 g，桂枝10 g，杏仁10 g，生石膏30 g，甘草6 g，川芎6 g，白芷6 g，细辛3 g，羌活10 g，独活10 g，防风12 g，苍耳子10 g，金银花15 g，连翘15 g，蒲公英15 g，败酱草15 g，生地12 g，黄芩10 g，半夏6 g，黄连6 g，干姜6 g，党参10 g，大枣4枚，大黄20 g(后下)，砂仁10 g，佩兰10 g。

10剂。3日2剂，水煎服。

二诊(2017年6月24日)

患者表寒内热证及鼻部症状明显减轻，头痛消失，仅偶有鼻塞、黏白涕，遇风易感。辨证其标邪已祛，本虚不足。

故仍沿用前述麻桂合剂及解表通窍药，复合以四君子汤加党参10 g、白术15 g、茯苓10 g、黄芪30 g。再服5剂，诸症痊愈。随访6个月，未复发。

【按】 患者素体肺胃蕴热，卫阳不足，易感风邪，感则从阳化热，故见头痛、鼻塞、黄白涕、心烦口干、大便干等症。裴正学以麻桂合剂加五味消毒饮，外散风寒，内清郁热；半夏泻心汤清胃和中；再加大黄、砂仁、佩兰以行气化湿通便。诸药合用，解表攻里并行。二诊时裴正学认为应扶正培本，而卫气生于水谷，源于脾胃，故应健脾补肺、益气固本，寓"培土生金"之义。届时标本共治，患者病瘥。

案3 (裴正学医案)

患者，男，21岁。

初诊(2018 年 1 月 6 日)

主诉：反复鼻塞、鼻流黄涕 1 年余，加重伴头痛 2 周。

患者 1 年间间断自服"鼻炎片"等对症治疗，未规律服药，上述症状缓解；2 周前因外感风寒加量。症见：鼻塞，流涕色黄，头痛，舌边尖红，苔滑腻，脉弦。鼻内镜检查示：双下鼻甲肥大，鼻黏膜附着黄脓性分泌物。

中医诊断：鼻渊。西医诊断：慢性鼻炎，慢性鼻窦炎。

证属：胆腑郁热。治宜：清泻胆热，利湿通窍。处方：大青龙汤合龙胆泻肝汤加减。

荆芥穗 10 g，瓜蒌 10 g，桔梗 20 g，枳实 10 g，龙胆草 10 g，栀子 10 g，柴胡 10 g，黄芩 10 g，麻黄 10 g，桂枝 10 g，生石膏 30 g，甘草片 6 g，川芎 6 g，白芷 10 g，细辛 3 g，羌活 10 g，独活 10 g，防风 12 g，杏仁 10 g，蒲公英 15 g，败酱 15 g。

15 剂。每日 1 剂，水煎服。

二诊(2018 年 1 月 26 日)

患者诸症缓解，头痛消失，但仍鼻流浊涕，黄白相间。

效不更方，继服 7 剂，诸症病瘥。

【按】　患者素体胆腑郁热，外感风寒引动伏热，循经上犯鼻窍，燔灼气血，熏腐黏膜，故鼻塞、流黄涕，日久下鼻甲肥大；胆经火热上攻头目，故头痛，同时兼具胆经火热的舌脉征象。裴正学以麻桂合剂解表兼清里热，龙胆泻肝汤清肝泻火，瓜蒌、枳壳和桔梗可助宣肃肺气、排脓解毒。患者辨证准确，肺肝同治，解表清里，选方精良，故收桴鼓之效。

◈ 第三节　喉　痹 ◈

一、概述

喉痹是以咽喉部红肿疼痛、声音嘶哑、吞咽困难或干燥、异物感等为主要临床表现的咽喉部疾病。相当于西医上的急、慢性咽炎，以咽痛、咽黏膜肿胀为特征，常为上呼吸道感染的一部分。可单独发生，也可继发于急性鼻炎或急性扁桃体炎。本病为耳鼻喉科常见病，多发生于秋冬及冬春之交。本病属中医学"风热喉痹"范畴。"喉痹"从字面上解释"痹者，痹塞不通"之意。"喉痹"一词，最早见于帛书《五十二病方》，以后《内经》多次论述了喉痹，如《素问·阴阳别论篇》曰："一阴一阳结，谓之喉痹。"《杂病源流犀烛》卷二十四："喉痹，痹者，闭也，必肿甚，咽喉闭塞。"中医认为急喉痹主要与外邪侵袭有关。气候骤百变，起居不慎，肺卫失固，而为风邪侵袭。风邪多夹寒夹热，风热外邪，乘虚侵袭，邪从口鼻而入，内犯于肺，宣降失司，邪热上壅咽喉，发为喉痹。外邪失治，热盛传里；或过食辛热煎炒、醇酒之类，肺胃蕴热，复感外邪，内外邪热搏结，蒸灼咽喉而为病。初期，风热邪毒侵袭咽喉，内伤于肺，以肺经之热为主，邪在卫表，病情较轻。若外邪不解，或失治误治，或肺胃邪热壅盛传里，则出现胃经热盛之证候，病情较重。涉及脏腑主要有肺、胃。

二、辨证分型

中医根据病因病机和临床特点进行辨证论治，可以分为以下几种证型。

（一）外感风热证

咽痛、干热灼热，鼻塞、流涕，发热恶寒，头痛，咳嗽痰黄，咽黏膜红赤肿胀，咽后壁淋巴滤泡红肿，舌质边尖红，苔薄白或薄黄，脉浮数。治以疏风清热，解毒利咽。常用药方为疏风清热汤（《脾胃论》）加减。

（二）外感风寒证

咽痛，口不渴，恶寒、头痛、咳嗽痰稀，咽黏膜色淡红而肿，或颌下有淋巴结肿大；舌质淡红，苔薄白、脉浮紧。治以疏风散寒。常用药方为六味汤（《喉科秘旨》）加减。

（三）肺胃热盛证

咽痛较剧，口渴多饮，吞咽困难，咳嗽痰黏，咽黏膜红赤肿胀，咽后壁淋巴滤泡红肿,口渴,便秘尿黄,舌红苔黄,脉洪数。治以清热利咽。常用药方为清咽利膈汤(《喉症全科紫珍集》)加减。

三、医案精解

案 1 （王德林医案）

陈某,男,41 岁。

初诊(1997 年 3 月 11 日)

主诉:发热咽痛 3 日并伴有咽痒、咳嗽、流涕。

发热咽痛 3 日并伴有咽痒、咳嗽、流涕。查咽部红肿,舌苔白,脉数。

中医诊断:喉痹。西医诊断:急性咽炎。

证属:外感风邪,经久不愈,郁而化热,上遏咽喉。治宜:清气散热,解毒利咽。以喉科六味汤加味。处方:

荆芥 10 g,防风 10 g,薄荷 10 g,桔梗 10 g,僵蚕 10 g,金银花 15 g,连翘 15 g,板蓝根 15 g,赤芍 15 g,牡丹皮 15 g,生甘草 8 g。

3 剂。水煎服,每日 2 次。

另含服清肺消炎咽喉散,每日 3 次,3 日后痊愈。

【按】 "咽为肺系,喉为胃系。"患者因外感风邪,经久不愈,郁而化热,上遏咽喉而致本病。故以喉科六味汤内服加含服清肺消炎咽喉散以清气散热、解毒利咽、治肺之法,辛平甘润最为适宜。而喉科六味汤组方严谨,恰好辛平甘润,寒热备至,用药轻灵,其中桔梗、甘草即《金匮要略》中的桔梗甘草汤,不仅能解毒利咽,宣肺平喘,化痰排脓。薄荷、僵蚕二药相合,疏风清热,化痰散结;荆芥及防风不仅能解表散寒,更重要的是取"辛温生肺"之意。

案 2 （贾斌医案）

患者,男,36 岁。

初诊(2013 年 9 月 17 日)

主诉:咽干痒、疼痛半个月。

患者半个月前出现咽干痒、疼痛,伴口舌生疮,渴喜冷饮,虚烦不寐。现症:便干溲赤,舌尖红,脉细数。咽部检查示:咽后壁黏膜鲜红,小血管扩张网布,咽侧索红肿。

中医诊断:喉痹。西医诊断:慢性咽炎。

证属:心阴亏虚,心火亢盛,心神不安。治宜:清心降火,养血安神。处方:导赤散合酸枣仁汤加减。

川木通10 g,生地10 g,甘草10 g,淡竹叶10 g,莲子心10 g,芦根30 g,丹参10 g,当归10 g,川芎10 g,酸枣仁15 g,木香10 g,玄参10 g,桔梗10 g,麦冬10 g。

每日1剂,水煎服。连服6剂,患者自觉咽痛缓解,烦热大减,睡眠好转。续服6剂,病愈。

【按】 本患者为心阴亏虚、心火亢盛、心神不安。治以导赤散合酸枣仁汤加减,清心降火,养血安神。心主血,血主濡之,咽喉依赖于津血的濡养滋润;心主神明,诸经之热皆主于心。手少阴心经,起于心中,其支者,从心系歧分,上挟咽。贾斌认为:心火亢盛,心阴亏损,虚火上炎,客于咽喉;或思虑太过,郁而化热,灼伤咽喉,发为喉痹。故临证常以清心泻火、养血安神为治则。方中以川木通与生地清热凉血,莲心与竹叶清心降火,桔梗与甘草化痰利咽,酸枣仁与木香健脾助运、养心安神,以芦根、麦冬、玄参滋阴生津,再佐以丹参祛瘀止痛,诸药配伍效果佳。

案3 (王道坤医案)

李某,女,31岁。

初诊(2009年4月12日)

主诉:咽部不适1年。

患者咽部不适1年,伴有口干饮多,浑身发颤,怕热,手脚心热,眼干涩,视物模糊,便秘,夜寐不佳,梦多,耳鸣,声小,咽部充血,扁桃体肿大,左侧肋区疼痛,自觉胃部触压有响声,2008年查甲状腺功能、脑CT、肝肾功能、类风湿因子均无异常。体温 36.5℃，心率 85 次/min，呼吸 18 次/min，血压 115/85 mmHg。舌淡，苔薄，体胖边有齿痕，舌下静脉（＋），脉沉细数。

本案喉痹属阴虚火旺，气滞频凝证。津液亏耗无以上润，故咽部不适，口干饮多，眼干涩，视物模糊；无以下运故便秘，阴虚则怕热，手足心热，虚火上炎燔灼血络，故咽部充血，气滞痰凝则扁桃体肿大，左侧肋区疼痛，阴虚火旺，阴阳不相交，故夜寐梦多。气虚痰凝则舌淡，苔薄，体胖，边有齿痕。

中医诊断：喉痹。西医诊断：慢性咽炎。

证属：阴虚火旺，气滞频凝。治宜：滋阴降火，养阴生津，行气化痰。处方：大补阴丸化裁。

玄参 30 g，浙贝母 15 g，生甘草 10 g，桔梗 10 g，牡丹皮 10 g，薄荷 10 g（后下），山茱萸 15 g，龟甲 30 g（先煎），知母 10 g，黄柏 10 g，焦槟榔 15 g，生地 30 g，行气散 10 g（后下）。

7 剂。以姜、枣为引，水煎服，每日 2 次，早晚饭后 1 h 服。

医嘱：忌食辛辣刺激之品。

二诊（2009 年 4 月 21 日）

药后症减，现觉咽部不适，气温高易耗气伤津，虚火燔灼故咽部自觉发热，痰凝气滞故左侧扁桃体及颌下淋巴结肿大，阴亏不能濡润筋经，故浑身发颤，阴虚火旺、阴阳不相交故夜梦多，气滞不通，则腹中肠鸣，气虚则舌淡胖苔薄边有齿痕，舌下静脉（＋），脉细守原方。

反佐炮姜 3 g，意在阳中求阴。姜、枣引，水煎服，每日 2 次，早晚饭后 1 h 服。取 7 剂。医嘱：忌食辛辣刺激之品。

三诊（2009 年 4 月 26 日）

药后症减，但阴虚火旺，阴液亏乏，气滞痰凝仍未解除，故咽部似有不适，遇热则咽部自觉发热，身颤减轻，晨起口干渴，夜寐欠佳，扁桃体肿大，舌淡体胖，边有齿痕，舌下静脉（＋），脉沉细。

在原方基础上加酸枣仁 40 g、远志 12 g 以安神生津。取 14 剂，服法同前。医嘱：忌食辛辣刺激之品。

四诊（2009年6月2日）

阴亏气滞痰凝得以缓解，故咽部不适明显减轻，咽部发热症除，口干渴明显减轻，扁桃体肿大明显缩小。气滞证未除故晚餐后脘腹胀满不适，月经期间乳房胀疼，右侧重。2008年5月7日，于兰州大学第一医院做乳腺红外线扫描示：双乳腺腺体结节性增生。舌胖，苔薄白，边有齿痕，舌下静脉（＋），脉细。

原方加大腹皮15g、柴胡12g，以疏肝理气、行气止痛。取7剂，服法同前。

【按】 喉痹属阴虚火旺，气滞痰凝证。治以滋阴降火，养阴生津，行气化痰。《景岳全书》卷二十八谓："阴虚喉痹但察其过于酒色，或素禀阴气不足，多倦少力者是，皆肾阴亏损，水不制火而然。"《杂病源流犀烛》卷二十四说："七情气郁，结成痰涎，随气积聚。"王道坤方用大补阴丸加减化裁，于诸养阴生津药中加行气散、柴胡、槟榔，养阴行气，浙贝母化痰消肿，桔梗引药上行，共达养咽祛邪之效。

第四节 目劄

一、概述

目劄是风邪侵目或精血不足，目失濡养引起的以胞睑频频眨动，不能自主控制的状态，常见于沙眼、浅层点状角膜炎、角膜软化症等。其特点为：双眼胞睑频频眨动，不能自主；或感痒涩，畏光；轻者眼外观如常人，重者可兼见睑内面红赤，颗粒丛生，白睛干燥无泽或黑睛星翳等；多见于小儿。

二、辨证分型

中医根据病因病机和临床特点进行辨证论治，可以分为以下几种证型。

（一）肝经风热证

胞睑频频眨动，干涩，刺痒，畏光，白睛微红，睑内面颗粒丛生或有眵干结。舌红，苔薄，脉数。

（二）脾虚肝旺证

双眼胞睑频频眨动，眼干涩，常喜揉拭，白睛微红，干燥无泽，形体消瘦，烦躁喜怒，饮食偏嗜。舌红，苔薄白，脉弦细。

（三）肺阴不足证

胞睑频频眨动，干涩刺痒，白睛淡红，泪少，畏光，口咽干燥。舌红少津，脉细数。

案　（张正海医案）

佟某，男，9岁。

初诊（2008年9月5日）。

主诉：胞（眼）睑不自主频频眨动2月余。

胞（眼）睑不自主频频眨动2月余。曾经眼科按"眼睑痉挛"治疗乏效。伴两目干涩发痒，急躁易怒，注意力不集中，多话且好动，纳差口苦，大便干结。舌质红少苔，脉细数。

中医诊断：目劄。西医诊断：干眼症。

证属：肝阴不足，血虚风动，胆胃积热之小儿目劄。治宜：滋水柔肝，养血息风，清胆和胃。处方：《医宗己任编》滋水清肝饮加减。

柴胡9g，白芍15g，当归9g，炒枣仁9g，生地15g，山茱萸12g，牡丹皮9g，泽泻9g，芒硝9g（烊化），僵蚕9g，钩藤12g，生麦芽12g。

3剂。水煎服。嘱每1剂药熬两煎兑匀，分4次服用（即服1日半）。另将所剩药渣重煎过滤，用药液热敷双眼胞，以舒为度。

二诊

药后两眼眨动明显减轻，干涩发痒消失，便稀知饥。既效，拟方增损继服。处方：

柴胡 9 g,白芍 15 g,当归 9 g,炒枣仁 9 g,生地黄 15 g,山茱萸 12 g,牡丹皮 9 g,荷叶 9 g,淮小麦 30 g,僵蚕 9 g,钩藤 12 g,生麦芽 12 g。

3 剂。水煎服,服如前法。

三诊

胞睑眨动消失。烦躁亦见稍安,诸症均有不同程度好转。家长要求继续治疗多动。故疏方缓服。处方:

百合 24 g,生地 15 g,淮小麦 30 g,炙甘草 9 g,大枣 6 枚,炒枣仁 9 g,荷叶 9 g,生麦芽 12 g,僵蚕 9 g,蝉蜕 6 g,片姜黄 9 g,酒大黄 6 g。

7 剂。水煎服,2 日 1 剂。

此方进退 2 个月,多动大瘥。

【按】 目连劄,亦谓小儿目劄,病名始出钱乙。指两眼不时眨动的一种症。好发于儿童。《张氏医通》云:"肝有风则目连札。"近年来,本证发生率较高,从临床表现来看,有单独为患者,亦有见于小儿多动症、口眼秽语综合征、小儿疳积等疾病的一个突出症状者。究其辨证,中医多以风动雨论,血虚生风为基本病机。以其肝为藏血之脏,目为肝之窍故尔。治以养血柔肝、清热息风为大法。方用滋水清肝饮加减,以滋阴养血,清热息风。方中柴胡疏肝解郁,栀子清热降火,白芍、当归、生地养血柔肝,炒枣仁、山茱萸补肝宁神,牡丹皮、泽泻清肝火而泄浊,僵蚕、钩藤平肝阳以息风,生麦芽生发而条达厥阴之性,芒硝咸寒软坚能荡涤釜底之热。如此则木得水滋,肝受血养,风平而险静。后以仲景百合地黄汤合甘麦大枣汤清心肺之热,养阴以和营,再伍杨栗山"升降散"以调达气血,燮理阴阳,诸品合用而心静神归,动不复作矣。

第五节 目偏视

一、概述

目偏视系邪中经络,气血不和,筋脉失养,弛张不收,在双眼注视目标时,呈现一眼眼位偏斜的眼病,相当于显斜,主要指麻痹性斜视。其特点为:眼位偏斜,患眼向麻痹肌作用的相反方向偏斜;眼球活动障碍,患眼向麻痹肌作用方面活动受限;第二斜视角大于第一斜视角;代偿头位,头向麻痹肌方向偏斜;复视、双眼视一为二(复视检查确定麻痹肌);头晕目眩,或有恶心呕吐。

二、辨证分型

中医根据病因病机和临床特点进行辨证论治,可以分为以下几种证型。

(一)风邪袭络证

目偏斜,复视,或伴上胞下垂,发病急骤或有眼疼,头痛发热。舌红,苔薄,脉弦。

(二)风痰入络证

目偏斜,复视,头晕,呕恶。舌红,苔腻,脉弦。

(三)肝风内动证

突发目偏斜,头晕耳鸣,面赤心烦,肢麻。舌红,苔黄,脉弦。

(四)外伤瘀滞证

外伤后目偏斜,或有胞睑、白睛瘀血,眼疼,活动受限,视一为二。舌红,苔薄,脉弦。

三、医案精解

案 (夏永潮医案)

郑某,男,55 岁。

初诊(1988 年 5 月 31 日)

主诉:双眼视物成双半月余。

于 1988 年 5 月 12 日晚因饮酒、生气后不慎跌倒,头后枕部着地,当即昏厥七八分钟。醒后头痛,头晕,视一为二,畏光,两目干涩。双眼视力由 1.5 降至 0.8,曾在他院应用中西药物治疗,无显效,遂于 1988 年 5 月 31 日住我科治疗。CT 及头颅拍片,有关化验检查均无异常。神经系统检查:双侧眼球活动自如,双眼外直肌力弱,角膜缘距外眦部相差 4 mm,有水平眼震,视野检查无异常。除向正上方视物外,其余各方向均有复视,眼睑无下垂。眼底:双侧视乳头清楚,动脉反光强,未见出血、渗出。余颅神经未见异常。舌质黯淡,苔黄微腻,脉弦。

中医诊断:风牵偏视。西医诊断:脑外伤后复视(外伤性眼肌麻痹)。

证属:气虚血瘀,肝肾亏损,目失所养。治宜:益气活血,滋补肝肾。处方:

岷当归 60 g,川芎 12 g,黄芪 30 g,赤芍 15 g,水蛭 9 g(研末冲服),补骨脂 10 g,黄精 20 g,枸杞子 12 g,天竺黄 21 g,伸筋草 12 g,山茱萸 12 g,龟甲胶 10 g(烊化),甘草 7 g。

10 剂。

二诊

复影距离缩小。

将当归加至 90 g。5 剂。

三诊

平视时复视消失,加麝香 0.1 g(连服 10 次)。再服 15 剂,复视区域明显缩小,水平线以上的复视均已消失。

即将当归加至 100 g,并随证加减,继服 30 剂,复视消失,双眼视力恢复至 1.4,恢复正常工作。

【按】 患者年过五旬,肾气渐衰,加之酒后愤怒,受跌仆之伤,致使五脏震动,气血逆乱,终致亏损,肾不养髓,肝不养筋,脾不主肉,两目失养,而现头痛,头晕,复视,两目干涩诸症。治疗时在古方佛手散(当归、川芎)的基础上,重用甘肃特产药材岷当归,其量加至每日 60～100 g,取其养血化瘀、通经活络之性;配水蛭、赤芍以增活血之力;伸筋草舒筋通络;黄芪、黄精健脾益气;补骨脂、枸杞子、山茱萸、龟甲胶滋补肝肾,填精补髓;天竺黄性寒,清心豁痰,甘草调和诸药,方中应用小量麝香,是取其通经开窍之性。如此配伍,攻补同治,标本兼顾,气血充沛,脏腑谐和,目睛得养,病获痊愈。

第六节　神水将枯

一、概述

神水将枯是气郁化火,津液亏损,泪液减少以致目珠干燥失泽的眼病,相当于泪腺分泌降低引起的结膜干燥症。其特点为:目珠干燥失却莹润光泽,白睛微红,有皱褶,眵黏稠拉呈丝状,黑睛暗淡,生翳;眼干涩、磨痛、畏光、视力下降,同时口鼻干燥,唾液减少;泪液分泌量测定,多次 Schirmer 法少于 5 mm/5 min。虎红染色试验阳性,荧光素染色试验阳性;多见于 50 岁左右女性,双侧发病,常伴有多发性关节炎;必要时做自身抗体(类风湿因子、抗核抗体)及免疫球蛋白 IgG、IgM、IgA 测定。红细胞沉降率检查。

二、辨证分型

中医根据病因病机和临床特点进行辨证论治,可以分为以下几种证型。

（一）肺阴不足证

目珠干燥乏泽、干涩、磨痛,口干鼻燥,大便干。舌红少津,脉细数。

（二）阴虚湿热证

目珠干燥乏泽、干涩、疼痛、畏光,视力模糊,口鼻干燥,关节疼痛,溲黄,便干,舌红,苔薄黄,脉数。

（三）气阴两虚证

目珠干燥乏泽、干涩、畏光,眼疲劳,视力模糊,口干唇燥裂,神疲乏力,舌红少津,脉细数。

三、医案精解

案　（王道坤医案）

谢某,女,60 岁。

初诊(2010 年 4 月 11 日)

主诉：眼干涩、视物模糊 2 个月。

2010 年 4 月 11 日下午,眼干涩、视物模糊 2 个月。患者病发于 2 个月前过度用眼及劳累。刻下症见：下午眼干涩、视物模糊,神疲乏力,睡眠欠佳,双手有时发麻,大便前干后稀,舌淡边有齿痕,苔薄白,脉弦细。

中医诊断：神水将枯。西医诊断：干眼症。

证属：气血两虚,脾虚气滞,肝阴不足。治宜：益气调血,健脾行气,养肝明目。处方：当归补血汤加减。

黄芪 12 g,当归 10 g,炒白术 10 g,行气散 12 g(后下),沙参 10 g,杭菊花 10 g,密蒙花 10 g,决明子 10 g,合欢花 15 g,远志 12 g,柏子仁 12 g,桑枝 12 g,炙甘草 6 g,生姜 3 片,大枣 3 枚。

7 剂。水煎服,每日 1 剂,早晚饭后 1 h 服。

嘱其多食易消化之食品,忌辛辣生冷等刺激性之品。

二诊(2010 年 4 月 18 日)

药后患者眼干涩、视物模糊减轻,睡眠好转,唯仍觉神疲乏力。舌淡红,苔薄,脉细。

药已对症,前方加黄芪至 20 g,当归至 12 g,以加强益气补血之功。7 剂。水煎服上方加减,服用 1 个月后,眼干涩、视物模糊明显减轻,精神转佳。临床治疗显效。嘱其多食易消化之食品,忌辛辣生冷等刺激性之品。

【按】 本病眼干涩、视物模糊属气血两虚,脾虚气滞,肝阴不足。气血两虚,化源不足,不能充精则神疲乏力;肝开窍于目,肝阴不足则下午眼干涩,视物模糊;经脉不畅,气血不荣则手麻。故用当归补血汤加减以益气调血,健脾行气,养肝明目。服用 1 个月后,眼干涩、视物模糊明显减轻,精神转佳。方中黄芪、当归等合用益气调血;白术、行气散等合用健脾行气;沙参、杭菊花、密蒙花、决明子等合用养肝明目;合欢花、远志、柏子仁合用解郁安神;桑枝通络。

第七节　牙　宣

一、概述

牙宣是因邪犯牙床,或脏腑虚损,龈肉失养所致,以龈肉肿胀或萎缩,牙根宣露,龈齿间渗出脓血为特征的疾病。主要指牙周炎,亦包括牙龈炎等其他牙周组织病。其特点为:以牙龈出血或龈齿间溢脓,牙齿松动,影响咀嚼为主要症状;缓慢起病,逐渐加重,严重者发展为全口牙齿松动。病程中可有急性发作的牙周脓肿,局部红肿热痛,脓液量多,伴有发热。口腔检查:牙龈红肿或萎缩,易出血,牙根宣露,牙齿松动。牙齿上附着牙垢、牙石。龈齿间有逐渐扩大的牙周袋,袋内溢脓,有口臭。牙根周围 X 线片,示牙槽嵴吸收、牙间隙增宽等表现。

二、辨证分型

中医根据病因病机和临床特点进行辨证论治,可以分为以下几种证型。

(一)胃火炽盛证

牙龈作痛、出血,口气热臭,渴喜冷饮,大便干结,牙龈红肿疼痛,溢出脓血,舌红,苔黄,脉数。

(二)肾阴亏虚证

牙龈萎缩,牙根松动,牙龈黏膜微红肿,或有头晕,耳鸣,腰膝酸软,舌红少津,苔薄,脉细数。

(三)气血亏虚证

牙龈萎缩,颜色淡白,牙根宣露,牙齿松动,咀嚼无力,牙龈时有渗血,面白或萎黄,倦怠乏力,舌淡,苔白,脉弱。

三、医案精解

案 (葛建文医案)

关某,男,30 岁。

初诊(2018 年 6 月 15 日)

主诉:牙痛间作 5 个月,复发伴失眠 14 日。

患者于 5 个月前因接触冷水后牙齿疼痛,14 日前牙痛复作,失眠,神疲乏力,口角流涎,肛门瘙痒,小便几无。舌质暗红,苔白,脉沉伏,面色黧黑,口气不馨,形容枯槁。患者既往患有慢性肾功能不全 6 年(尿毒症期),已行血液透析 3 年。

中医诊断:牙痛病。西医诊断:牙周炎。

证属:阴阳两虚,肾火上炎。治宜:滋肾阴,温肾阳,引火归元,发散伏火。处方:

熟地黄 24 g,山药 12 g,山茱萸 12 g,茯神 9 g,泽泻 9 g,牡丹皮 9 g,独活 15 g,细辛 3 g,肉桂 3 g,白附片 9 g,益智仁 12 g。

3 剂。颗粒剂,开水冲溶,分 2 次服。

其后数月患者因感冒来诊,询之谓服药后牙痛止,失眠、流涎等症状均明显缓解。

【按】 临床上牙痛常见于胃火炽盛牙痛、风火上炎牙痛与肾火上炎牙痛,胃火炽盛、风火上炎证均属实证、热证;而肾火上炎所致牙痛则因肾阴不足,或阴不敛阳,虚火上炎,则属虚实相杂之证。而临床大多为胃火炽盛与风火上炎所致,肾火上炎则较少见。本案患者因久患肾病,肾阴亏耗,阴损及阳,阴不敛阳,虚火上浮而见牙痛,辨证则为肾火上炎所致牙痛病。肾火又称相火,为肾阴亏虚,阴不制阳,虚阳上浮所致。本例患者因既往患慢性肾炎,致使慢性肾功能不全、尿毒症期达 6 年,已行血液透析治疗 3 年之久;神疲乏力,小便几无,形容枯槁,面色黧黑,均为肾之阴阳两虚征象,而牙痛则为阴不制阳,虚阳(火)上浮(炎)所致,故以桂附地黄丸加减以滋肾阴,温肾阳以治之。方中熟地黄、山药、山茱萸、茯苓(茯神)、泽泻、牡丹皮组成六味地黄丸以滋补肾阴;肉桂、附子温阳引火下行而归元;因伴有失眠症状,故改桂附地黄丸中的茯苓为茯神,以安神宁心。独活辛苦温、细辛辛温,二药入肾经,发散伏火,故加之以止牙痛,诸药合用而协同奏效。

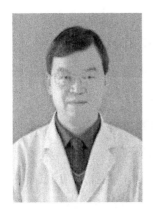

杜维祥（1967— ），男，甘肃秦安人。中医内科主任医师，医学硕士，首届嘉峪关市"名中医"，第一届"甘肃医师奖"获得者，第四批"甘肃省名中医"。从事中医临床工作29年，长期专注于中医男科领域，探讨了中医男性生殖内分泌理论，阐发了以肾为中心的中医生殖内分泌体系，创立的二仙系列组方，在治疗男性不育、男性性功能障碍、前列腺疾病、女性不孕、月经不调、围绝经期综合征及抗疲劳等方面，疗效显著。其中金锁二仙饮已成功发展为院内制剂（金锁二仙口服液），被用于肾气虚证早泄的治疗。另外，院内制剂止咳清肺口服液亦是多年临床验方。主持并完成中医类科研4项，以第一完成人获得中国冶金医学奖三等奖1项、甘肃省皇甫谧中医药科技进步奖三等奖1项、嘉峪关市科技进步奖三等奖1项。先后发表中医类学术论文18篇。

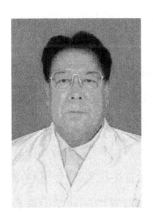

胡溶（1946— ），男，甘肃武威人。中医内科副主任医师，全国残疾人自强模范，甘肃中医学院外聘教授，甘肃省第二届名老中医，武威市第一、第二批中医师承教育指导老师，武威市名中医。师承武威名医权爱棠、张杰臣门下，从事医、教、研近 60 年。熟读中医经典著作及历代名医医案、医话，临床经验丰富，擅长急慢性肝病、肾病、脑血管意外、脾胃病、男性病等疑难杂病的诊治，审证求因，辨证准确，疗效显著。主持完成"当归四逆汤治疗过敏性紫癜临床应用"获武威市科技进步奖二等奖，发表"桂枝芍药知母汤加减治疗类风湿关节炎疗效观察"等 10 余篇专业论文。

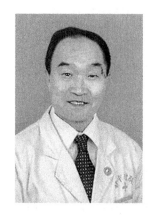

贾斌（1936— ），男，河北人。教授，出生于中医世家，毕业于北京中医学院（今北京中医药大学），是我国培养的首届中医大学生。毕业 40 多年一直从事临床、教学等工作。曾任甘肃省中医院院长，甘肃中医学院（今甘肃中医药大学）副院长，中华中医药学会三届理事，甘肃省中医药学会副会长，甘肃省卫生厅（今甘肃省卫生健康委员会）系统中医、中西医结合高级职称评审委员会副主任、评委，兼甘肃中医学院（今甘肃中医药大学）中医方剂教研室主任及院学术、学位委员会、职称委员会主任等职。2004 年由甘肃省人民政府命名为"甘肃省第一批名中医"，是甘肃省第二、第三批师带徒指导老师。从事临床工作 20 多年，擅长治疗以中医内科为主的常见病、多发病以及部分疑难病。具有较扎实的中医理论基础和丰富的中医临床工作经验，担任副主编、编委的著作有《中医基础理论》《中医防治学总论》《中医方剂学题库》《中医内科学讲义》等六部，发表论文 10 余篇。

李树君（1962— ），男，河北人。中医外科主任医师，甘肃省中医院皮肤科主任。甘肃省首届青年名中医，甘肃省中医院名医药专家，第六批国家级中医药师承指导老师，甘肃省第七、第八批省市五级师带徒省级指导老师。1985 年毕业于甘肃省中医学院医学系，1985 年 8 月分配至甘肃省中医院工作。现任中华中医药学会皮肤科分会委员，甘肃省中医药学会男科学术委员会主任委员，中华医学会中医皮肤科分会常委，世界中医药学会联合

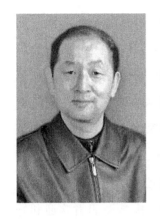

会艾滋病专业委员会常委。李树君先后在普外科、中医外科、男性病科从事临床工作,在继承中医传统理论并结合西医学理念的基础上,积累了丰富的临床实践经验,形成了一套行之有效的治疗方法。在治疗皮肤病、男性病方面发挥中医药内外兼治的优势,取得了很好的临床疗效,尤其在治疗皮肤顽症方面如慢性湿疹、慢性荨麻疹、难治性痤疮、神经性皮炎、斑秃、色素性皮肤病、结缔组织疾病、血管性皮肤病和前列腺增生等方面疗效显著。工作以来,完成科研6项,先后在国家级、省级杂志发表论文10余篇,主编专著2部。

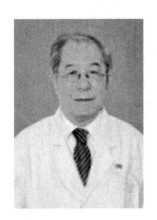

李顺保(1940—),男,江苏泰州人。主任医师、教授、博士生导师。中共党员。全国老中医药专家学术经验继承工作指导老师,甘肃省名中医。1965年毕业于南京中医学院医疗系,现返聘在兰州石化总医院任中医科名誉主任,主持全国名中医李顺保工作室工作。李顺保从事中医和中西医结合内科临床50余年,指导和带教甘肃中医药大学学生毕业临床学习20余年,担任兰州大学临床医学院中医学教授。擅长治疗消化系统疾病(溃疡病、上消化道出血、胆石症、胆囊炎、急性胰腺炎、黄疸等)、呼吸系统疾病(慢性支气管炎、肺源性心脏病、胸膜炎等)、泌尿系统疾病(急慢性肾盂肾炎、泌尿系统结石等)、男性病科等,自拟临床经验方数首。目前由国家图书馆收藏著作48部,甘肃省图书馆收藏著作20部。发表医学论文30余篇,其中《中西药分组治疗上消化道出血330例疗效分析》一文被载入《美国医学文库》。

廖志峰(1946—),男,甘肃永登人。甘肃省中医院首席专家、教授、硕士

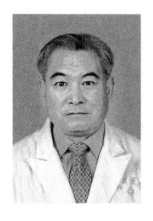

生导师，甘肃省第二批名中医，甘肃省第二、第三期名老中医经验继承指导老师，甘肃省中医药学会内科专业委员会主任委员，政协甘肃省第八、第九、第十届委员会委员。从事中医临床工作 40 余年，对中医经典著作研究造诣颇深，在临床实践中积累了丰富的经验，尤其对脾胃病、肝胆病、肾病及疑难杂症的治疗具有独特见解。他参与研制的健胃系列方剂，作为医院制剂广泛应用，颇受患者欢迎和好评。他积极继承和发扬传统中医的优势，在坚持中医药为主治疗消化病的优势和特色的基础上，开展中西医结合治疗方法和临床科研工作，形成了中医中药为主的专科治疗体系，把肝炎、肝硬化、急慢性胃炎、溃疡性结肠炎等疾病的防治作为科室业务发展和临床研究的重点，使临床与科研工作相互结合，相互促进，取得了丰硕成果。

近年来，主持及参与省厅级科研项目 6 项，皆通过省科委组织鉴定，达到国内先进水平。在省级、国家级学术刊物发表或学术会议交流论文 30 余篇。作为主编、副主编或编委参与编写医学著作 6 部并正式出版发行。

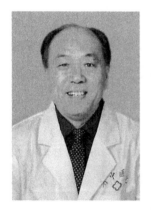

刘国安（1940—　），男，汉族，河南淮阳人。中共党员，大学学历，甘肃省中医院主任医师、教授、博士研究生导师。现任甘肃省中医院首席主任医师，兼任中国老年病学会中医药研究会理事、中国中西医结合学会理事、甘肃省中西结合学会副会长、中国中西医结合虚证与老年病专业委员会副主任委员。1996 年享受国务院政府特殊津贴，1997年获甘肃省老龄委颁发的重视老龄工作功勋奖，1998 年被甘肃省人民政府授予"甘肃省优秀专家"称号，2000 年被甘肃中医学院聘为教授、硕士生导师，2004 年被甘肃省人民政府确定为首批甘肃省名中医,2005 年被甘肃省人民政府授予"甘肃省劳动模范"荣誉称号,2011年被中华医学会老年医学分会授予"老年医学杰出贡献奖",2013 年被中国中医科学院聘为中医博士生导师。担任第三、第四、第五批全国老中医药专家学术经验继承工作指导教师。坚持以中医诊治为基础,中西医结合防治为重点,提出"中医辨证,西医诊病,中药为主,西药为辅,内调外治,扬长补短,提高疗效"的 28 字诊治原则,主张"病证结合才是中西医结合的切入点和突破点"学术观点。他秉承"寓通于补"的思路,多法并举,通补兼施,创立了"通补"理论,研发了通脑丸、通冠丸等疗效可靠的药物。主持完成科研项目 9 项。刘国安先后发表论文 30 余篇,主编和参编专著 6 部,主编《中医老年养生与保健》和《慢性结肠炎》,副主编出版《中西医结合实用内科学》。

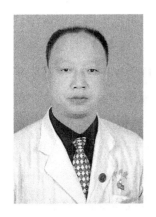

马鸿斌(1965—),甘肃庄浪人。从事医、教、研 30 年,中医内科主任医师。甘肃中医药大学附属医院肾病科主任,中医内科学硕士研究生导师,甘肃省中医、中西医结合学会肾病专业委员会副主任委员,中华中医药学会肾病专业委员会常务委员,中国中医药研究促进会肾病分会常务委员,第二批全国优秀中医临床人才,首届甘肃群众喜爱的青年名中医,甘肃省五级师承教育省级指导老师,兰州市城关区名中医,甘肃省名中医,中华中医药学会科学技术奖励评审专家。在医疗实践中,擅长以中医药为主、中西医结合治疗急慢性肾炎、肾病综合征、泌尿系感染、泌尿系结石以及继发性肾病、慢性肾功能衰竭、男性不育症、感冒、咳嗽、胃痛及妇科疾病等。主持及参与完成省级课题 10 项,获甘肃省皇甫谧中医药科技进步奖三等奖 4 项、甘肃中医药大学教学成果奖二等奖、甘肃省教委科技进步奖三等奖各 1 项。在省内完成创建中西医结合肾病新学科工作。在国家和省级杂志公开发表学术论文 30 余篇。主编及参与编写《马鸿斌疑难杂症医案医论医话》《海外盛行的自然疗法》《中医必读歌赋集成》《温病学大辞典》《病毒性疾病中医诊疗全书》《中医脑心同治论》等论著 7 部。

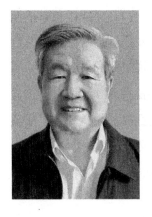

裴正学（1938— ），男，甘肃武山人。1961 年毕业于西安医科大学医疗系。我国著名中西医结合专家，教授，主任医师，博士生导师，国家级高级师带徒导师，甘肃省首批名中医。现任中华中医药学会终身理事，《中国中西医结合杂志》编委，甘肃省中西医结合学会名誉会长，甘肃省天水市中西医结合医院名誉院长，甘肃省医学科学研究院首席专家，甘肃省文史馆馆员。曾任甘肃省医学科学研究院副院长，中国中西医结合学会第二、第三、第四届理事，《中国中西医结合杂志》第三至第八届编委，甘肃省政协第六、第七、第八届委员，国家级高级师带徒第二至第五届导师。1991 年始享受国务院特殊津贴。曾荣获中华中医药学会成就奖，国家优秀论著一等奖，中国中医发展全国优秀论文二等奖，并获省级科技进步奖二等奖 1 项、三等奖 1 项，世界传统医学大奖 1 项。1997 年被国家中医药管理局认定为全国 500 名著名老中医之一。裴正学提出的中西医结合"十六字方针"已被全国中西医界所关注，成为当前中西医领域的重要学派。裴正学从事临床、教研 50 余年，成绩卓著、硕果累累。在其门下受业的博士、硕士分布国内外。裴正学尤其精于临床，在肝病、心血管病、胃肠病、结缔组织病等方面具有独到的造诣，在西北地区乃至全国享有很高的声誉。

裴正学尚爱好文学、诗词、书法，现有《裴正学小说散文集》《裴正学诗文集》2 部、《裴正学书法集》2 部、《中医入门行草帖》等出版发行。有《血证论评释》《新编中医方剂学》《乙型肝炎的诊断与治疗》《中西医结合实用内科学》《裴正学医学经验集》《裴正学医话医案集》《中医入门行草帖》等 33 部医学论著正式出版，90 余篇医学论文问世。

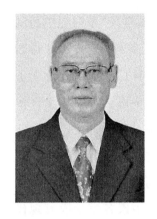

唐士诚（1936— ），男，甘肃东乡人。1961年7月毕业于兰州医学院医疗系本科，毕业后即被分配到甘肃省中医院，1993年1月获得中西医结合主任医师任职资格，工作至2000年退休。曾任甘肃中医院内科副主任、党委成员、业务副院长。现任甘肃省老年科技协会副会长、甘肃省中老年保健协会副会长、《保健》杂志顾问。1965年3月—1968年3月参加甘肃省第二届"离职学习中医班"。1975年8月—1977年10月参加甘肃省首批援助非洲岛国马达加斯加医疗队。退休后创办"兰州济生中医药研究所"及"仕诚中西医结合诊所"。2003年1月获得"甘肃省首届十大公益之星"称号；2004年12月获"甘肃省名中医"称号；同年又获"全省科普工作者"称号；2005年10月获得中国科学技术协会颁发的"全国农村科普先进工作者"荣誉证书等。

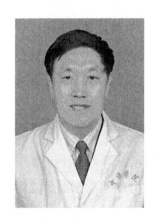

王道坤（1941— ），男，山西和顺人。甘肃中医药大学教授、主任医师、博士生导师，首届甘肃省名中医，农工党员。1967年毕业于北京中医学院，1968年7月参加工作。从事中医医教研工作50多年。被中国中医科学院聘为师承博士生导师。曾任全国医史、各家学说委员会委员，甘肃省第八届政协委员，甘肃省人民政府参事。是人事部、国家卫生健康委员会和国家中医药管理局确认的第三批、第五批、第六批全国老中医药专家学术经验继承工作指导老师。享受国务院政府特殊津贴。北京中医药大学中医临床特聘专家。王道坤深入研究伤寒、易水、温补等学派，临证衷中参西，既善攻邪，又娴扶正，活用"风火痰瘀"理论辨治疑难病症，临床诊疗涉及内、外、妇、儿，尤对脾胃疾病见解独到。特别是对溃疡病、慢性萎缩性胃炎及其癌前病变的诊治卓有成效，闻名海内外。他发掘敦煌医学中的禁秘方而研制成的"萎胃灵"系列纯中药制剂,疗效显著。治愈慢性萎缩性胃炎和癌前病变3万多例。曾多次获得国家级、省级科技进步奖和优秀教学成果奖。2005年王道坤筹资设立了"王道坤英才奖学金",以奖励在校品学兼优的优秀中医药大学生130多名。王道坤长期从事中医药教育工作,他创立的"成才曲",即"医之道,任非小;关性命,诚是宝;医之理,很深奥;花气力,抓主要;多实践,熟生巧;边学习,边创造;通古今,名医昭",现已成为中医药教育的理论典范。主要著作有《医宗真髓》《决生死秘要》及《新脾胃论》《中医各家学说》《现代中医内科学》等。

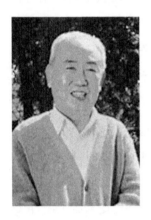

王德林(1927—),男,江苏人。主任医师,中医耳鼻喉科专家,甘肃省名中医。先后在北京中医学院(今北京中医药大学)、甘肃省古浪县人民医院、武威卫生学校及甘肃中医学院(今甘肃中医药大学)从事临床和教学工作。荣获甘肃省人民政府颁发的从事中医药工作30年以上荣誉证书;撰写的《小烙铁治疗咽喉病38例》被甘肃省卫生厅评为优秀论著三等奖。

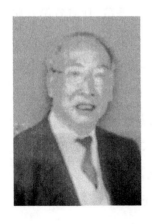

王俭(1930—),男,甘肃临潭人。1956年毕业于中国医科大学。毕业后分配至兰州医学院附属二院脑系科工作。1968年毕业于甘肃省西医离职学习中医班。首批甘肃省名中医。曾任甘肃中医学院(今甘肃中医药大学)中西医内科教研室主任。现任中西医结合内科学教授、甘肃省中西医结合学会常务理事。长期担任临床、教学、科研工作。应用中西医结合之法,在临床医疗上积累了丰富的经验,善于治疗中风偏瘫、面神经麻痹、面肌痉挛、四肢麻木、脑动脉硬化、癫痫、阿尔茨海默病、脑瘫、头痛等疾病。出版著作有《中医常用名词解释》《中医药试题解》《王俭临床验方集锦》。撰写论文 20 余篇。

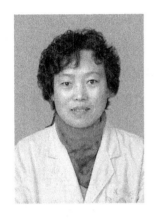

王兰英(1963—),女,陕西西安人。中医内科主任医师,甘肃省名中医,甘肃省卫生厅(今甘肃省卫生健康委员会)领军人才,甘肃省中医院肿瘤科主任,甘肃省中医药研究院肿瘤研究所所长,兼任中华中医药学会肿瘤分会委员,中华中医药学会血液学分会常务委员,世界中医药学会联合会肿瘤精准医学专业委员会常务理事,中国抗癌协会肿瘤传统医学专业委员,中国中西医结合学会肿瘤专业委员会委员,甘肃省中医药学会肿瘤专业委员会主任委员,甘肃省中西医结合学会肿瘤专业委员会副主任委员,甘肃省中医药学会李可中医药学术流派专业委员会副主任委员,甘肃省中医药学会血液病专业委员会副主任委员,甘肃省中西医结合学会血液病专业委员会副主任委员,国家“十二五”中医血液病重点学科带头人,甘肃省五级中医药师承教育指导老师。从事临床工作 30 余年,对消化系统疾病、全身各部位肿瘤、恶性淋巴瘤、血小板减少性紫癜、过敏性紫癜的中西医结合治疗,具有一定经验。发表论文 40 余篇,主编著作 3 部。《中医与介入治疗肿瘤学》《王劼中医临床经验精要》分别获第十二届、第二十六届中国西部地区优秀科技图书奖二等奖;分别获甘肃省皇甫谧中医药科技奖二等奖、甘肃省皇甫谧中医药科技奖三等奖 2 项。

王锐锋(1966—),男,甘肃天水人。庆阳市第二人民医院,主任医师,副院长。1989 年 6 月毕业于甘肃中医学院中医医疗系。2011 年 12 月获得主任医师任职资格并被聘为主任医师;2015 年 12 月被甘肃省卫生和计划生育委员会、甘肃省人力资源和社会保障厅确定为第四批甘肃省名中医,

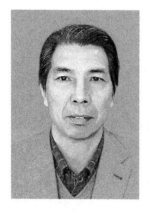

2018年4月被庆阳市卫健委授予"庆阳市名中医"称号,2018年4月被庆阳市委市政府授予"第三届庆阳市先进工作者"称号。为甘肃省皮肤科专业委员会委员。擅长皮肤科复杂疑难疾病的中西医诊疗,尤其在银屑病、白癜风、皮肤血管炎、寻常痤疮等诊治方法上有创新,疗效显著,受到广大患者好评。先后主持完成并获得庆阳市科技进步奖一等奖1项,庆阳市科技进步奖二等奖3项。在《中国皮肤性病杂志》等国家级刊物发表论文10余篇。

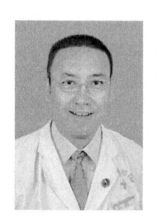

王思农(1966—),男,山东烟台人,生于甘肃省酒泉市。甘肃中医药大学中医外科教研室主任,教授,主任医师,中医外科学博士、硕士研究生导师,学科带头人。为甘肃省卫生健康委员会领军人才,甘肃省名中医。现任甘肃省中医学会皮肤科分会副主任委员,中华中医药学会皮肤科分会常委,中国中西医结合学会皮肤性病专业委员会委员,世界中医药学会联合会皮肤科分会委员。从事中医皮肤科临床、教学及科研工作30年,在甘肃中医药大学附属医院名中医工作室临诊。擅长治疗银屑病、湿疹、神经性皮炎、痤疮、甲沟炎、过敏性皮炎、黄褐斑、脾胃病、痛经、月经不调、反复感冒等。主要进行中医外科皮肤病及外用药物的临床和实验研究。先后主持参与完成国家级、省级、厅级、局级科研课题17项,荣获各级科技奖励8项,其中5项分别获2008年度、2009年度、2010年度、2012年度甘肃省皇甫谧中医药科技进步奖,1项获2012年度兰州市城关区科技局科技进步奖,1项获2013年度兰州市科技局科学技术奖,1项获2014年度甘肃省教育厅高等学校科技进步奖。现承担甘肃省、厅、局级科研课题4项,总经费近80万元。培养各类研究生26名。主编专著2部,参编国家"十二五""十三五"及新世纪教材以及其他著作 7 部。发表学术论文 80 余篇。

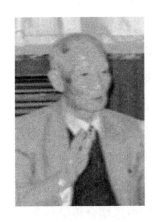

王文春（1926—2017），男，河北滦县人。甘肃省名中医，中西医结合主任医师，曾任甘肃中医药大学外科教研室主任，从事医、教、研 60 余年。长期专注于中西医结合治疗肛肠病的医疗、教学及研究，是该学科国家级学术带头人，取得卓越成果。为第二批全国老中医药专家学术经验继承工作指导老师，2007 年入选"十五"国家科技攻关计划"名老中医学术思想、经验传承研究"课题的全国 100 名名老中医。被人事部专家服务中心、中国大辞典编委会出版的《中国专家大辞典》第六卷列入。担任第一届中华医学会中医学会肛肠分会理事、《中国肛肠病杂志》编辑部编委、《华夏医刊》编委、甘肃省肛肠分会副理事长。王文春擅长肛肠科、外科、皮肤科，对内、儿科患者也颇有诊治经验，重点开展了男性科疾病的诊疗，包括男女不孕不育症，前列腺炎（增生）等。主持了"压扎疗法治疗痔核 372 例疗效总结""中西医结合治疗肛瘘 205 例疗效总结"科研课题。发表论文 10 余篇。编写《中西医结合治疗肛门直肠病》以及《肛门直肠局部解剖与临床的关系》等著作。

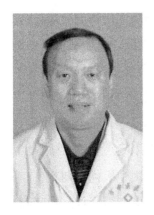

王志刚（1965— ），男，汉族，甘肃天水人。为天水市中医医院院长，第六批全国老中医药专家学术经验继承工作指导老师，享受国务院特殊政府津贴，中医内科主任医师，甘肃省名中医，甘肃中医药大学硕士生导师，从事中医内科临床与科研工作 33 年，是国家级重点中医专科内分泌科学科带头人，擅长内科内分泌代谢性疾病，如糖尿病急慢性并发症、肥胖、高脂血症、脂肪肝、高尿酸血症等的

预防和中西医诊治。在诊疗技术上突破了传统的"阴虚燥热"学说,提出"从肝从郁"诊治糖尿病的观点,并研发出院内制剂柴芍平消丸和参芪抑糖通络丸。科研"参芪抑糖通络丸治疗糖尿病周围神经病变 TSS 评分及安全性研究"和"芪参肠泰靶向制备工艺研究及治疗溃疡性结肠炎疗效观察"获甘肃省皇甫谧中医药科技奖二等奖,"参芪抑糖通络丸对糖尿病周围神经病变震动感觉阈值和踝肱指数影响及临床研究""参芪抑糖通络丸对糖尿病周围神经病病变综合征指标干预及实验研究"获甘肃省皇甫谧中医药科技奖三等奖。发表论文《颈动脉粥样硬化易损斑块形成的相关危险因素》《推拿结合药物抗凝防治术后下肢静脉血栓的临床研究》等 20 余篇。出版论著有《新编内科常见病诊疗常规》《天水市名中医医案精选》《中西医结合传染病学》。

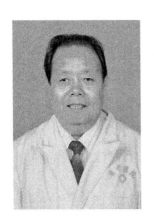

　　王自立(1936—　　),男,甘肃泾川人。中共党员,博士研究生导师,全国名中医,享受国务院政府特殊津贴,全国卫生系统模范工作者,全国老中医药专家学术经验继承工作优秀指导老师,甘肃省名中医,甘肃省优秀专家,甘肃省中医院首席主任医师,甘肃中医药大学终身教授,甘肃中医药大学硕士生导师,《西部中医药》编辑委员会主任。荣获中华中医药学会首届中医药传承特别贡献奖、中医药发展学术成就奖等。曾任中华中医药学会理事、中华中医内科学会委员、中华中医药内科学会脾胃病专业委员会第一、第二届委员。现任甘肃省中医药学会副会长,甘肃省医师协会副会长,甘肃省中医药学会内科学会名誉主任委员、脾胃病学会名誉主任委员。第一至第六批全国老中医药专家学术经验继承工作指导老师,第一批中医药传承博士后合作导师。1988 年受甘肃省卫生厅和甘肃省中医药管理局委托,王自立组织人员创办了《甘肃中医》杂志,并担任主编。《甘肃中医》杂志先后荣获"中国中医优秀期刊(三等奖)""甘肃省优秀期刊"等称号。目前《甘肃中医》已更名为《西部中医药》,

现已被列入《国家科技核心期刊名录》，并被甘肃省人事厅列入《国家级期刊名录》。王自立著有《生殖疾病的中医治疗》《中医胃肠病学》，参与编写《中国医学百科全书·中医基础理论》《临床中医内科学》《席梁丞治验录》《中医痰病学》及《病毒性疾病中医诊疗全书》等多部著作。其中《中医胃肠病学》于 1999 年 3 月获国家中医药管理局颁发中医药基础研究奖三等奖，《中医痰病学》于 2005 年 10 月获得中华中医药科技图书奖三等奖。

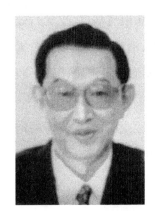

　　夏永潮(1934—　)，男，辽宁盖县人。主任医师，中共党员，享受国务院政府特殊津贴，甘肃省优秀专家，首批甘肃省名中医。曾任甘肃省中医院心脑科主任。兼任全国中医内科学会首届脑病专业委员会委员，中风协作组组长，全国中医学会老年医学会脑病学组中风组副组长，甘肃省中西医结合研究会理事及常务理事等职。1959 年毕业于北京医学院医疗系，分配至北京医学院附属三院神经科工作。1969 年调至甘肃省中医院内科工作，1987 年任心脑科主任。长期从事内科临床工作，对心脑疾病治疗颇有研究，成效卓著。在古方"佛手散"（当归、川芎）的基础上，重用甘肃特产岷当归，自制方剂 30 余个，治疗心脑及其他疑难疾病。自创"中医佛手治疗体系"。以岷当归为主研制了"中风膏""补脑膏"，其中"补脑膏"获得国家专利。曾获卫生部 1986 年度重大科技成果乙级奖、省卫生厅 1978 年先进科研成果奖、1987—1988 年省卫生厅医药科技技术进步奖三等奖等。"中风膏治疗中风病的临床实验研究"通过省级鉴定，于 1996 年获甘肃省卫生厅科技进步奖一等奖，甘肃省科技进步奖二等奖。"补脑膏治疗脑损害及弱智儿童临床及实验研究"通过省级鉴定，获 1996 年度卫生厅科技进步奖三等奖。

　　杨家蕊(1962—　)，女，甘肃平凉人。平凉市中医医院中医皮肤科主任

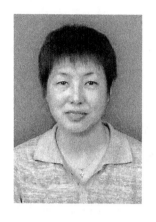

医师。第三批全国优秀中医临床人才,第三批甘肃省名中医,第四批甘肃省师承教育指导老师。创建平凉市中医医院皮肤科,带领创建本院皮肤科为"甘肃省重点中医专科"。参加工作数十年来,大胆创新研制他院没有的独特中药制剂数十种,如银平胶囊、银平膏、湿疹散、消斑养颜丸、消斑养颜散、痤平丸、神皮酊、汗疱湿敷散等。研制出的银平胶囊、银平膏主治皮肤科疑难病银屑病(牛皮癣),效果良好,有效率达80%以上。研制出的消斑养颜丸、消斑养颜散主治黄褐斑,疗效显著,被广大患者广泛应用。主持完成3项临床科课题,"银平胶囊合银平膏治疗银屑病临床观察""采用中药综合治疗黄褐斑临床研究"两项均获平凉市科技进步奖一等奖,"皮肤病密切相关因素与发病率的回顾性研究"获平凉市科技进步奖二等奖。发表国家级论文5篇,省级8篇。

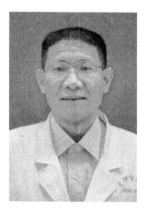

张太峰(1962—　　),男,甘肃景泰人,中共党员。1990年毕业于青海医学院中医系。甘肃省医学科学研究院中西医结合科主任医师,教授,甘肃省名中医,甘肃省第四批中医师承导师,"大医精诚"是其一生奋斗之目标。师承裴正学,从事中西医结合临床一线工作30余年。勤求古训,博采众方,明脉理,洞病源,用药心小胆大,善于中医辨证,对中医经典的学习精益求精,临床经方应用能够做到得心应手,临床治疗颇有心得,追求中医事业,并把中西医结合研究作为终生奋斗目标,70岁以前,希望能在中医"治未病"方面创出一套自己独特的治疗经验。长期从事常见肿瘤晚期的调理研究,尤精于内科疑难杂症的辨证论治。主持并参加了5项科研课题的研究工作,撰写学术论文共 17 余篇,其中有 9 篇发表在很有影响的国家核心期刊上。参加编写了《中西医结合实用内科学》《裴正学医学笔记》《常见消化系统肿瘤诊疗指南》《常见肿瘤的中西医结合诊疗规范》专著 4 部。

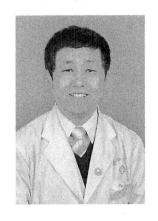

张小元(1963—),男,甘肃省名中医,教授,主任医师,甘肃中医药大学中医外科学硕士生导师,甘肃中医药大学附属医院肛肠科主任。1985年毕业于甘肃中医学院,曾在甘肃省中医院痔瘘科工作 14 年,师承甘肃省原痔瘘科老前辈钱秉文。从医 30 多年的临床实践中,积累了治疗肛肠病方面丰富的经验,擅长治疗肛肠科各种常见疾病。目前已培养出硕士研究生 10 名,在读硕士研究生 3 名,作为师承导师,培养出中医学术继承人 3 名。现任中国民族医药学会肛肠分会常务理事,中国医师协会肛肠分会第三届委员会科普专业委员会委员,西南西北肛肠协会理事会副会长,甘肃省中西医结合学会大肠肛门病专业委员会主任委员,中国中西医结合学会大肠肛门病专业委员会委员,第六届中华中医药学会肛肠分会常务理事兼副秘书长,中国医师协会大肠肛门病委员会常务理事,甘肃省肛肠学会副主任委员、秘书长,甘肃省医师协会肛肠专业委员会副主任委员。研究方向:从事中医外科专业临床、教学、科研工作,擅长治疗各种肛肠科常见疾病如内痔、外痔、混合痔、肛裂、肛瘘、肛周脓肿、肛周湿疹、便秘、急慢性结肠炎、肛窦炎、直肠息肉、结直肠肿瘤、肛周皮肤病、肛周尖锐湿疣等,尤其擅长诊治环状混合痔、复杂性肛瘘、习惯性便秘、直肠脱垂等疑难杂症。目前参与科研 10 项,发表学术论文 40 余篇,主编及参编肛肠病著作 2 部。

张正海(1945—),男,甘肃天水人。大学本科学历,中医内科副主任医师,甘肃天水中西医结合医院中医首席专家,甘肃省名中医,甘肃省老中

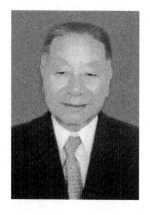

医药专家学术经验继承工作指导老师。从事中医临床 40 余年，擅长中医内科、妇科疾病及男女不育不孕症的治疗。20 世纪 70 年代师从天水名老中医陈伯祥研习中医妇科，先后在成都中医学院（今成都中医药大学）和中国中医研究院（今中国中医科学院）深造学习。学术上，治内科疾病注重"两本一枢机"理念，治疗妇科疾病倡导"肾气—天癸—奇经—胞宫"生理轴，及冲、任是经孕之枢机的理论。撰写医学专著《陈伯祥中医妇科经验集要》《杏林求索 40 年——张正海临床经验集》等，先后由人民卫生社出版发行。2008 年 3 月被甘肃省人民政府授予第二批"甘肃省名中医"称号。

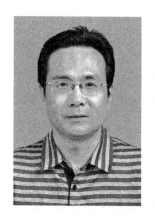

赵党生（1969—　），男，甘肃武威人。甘肃中医药大学教授、主任医师，甘肃省名中医，甘肃省五级中医药师承教育工作指导老师。兼任中国整形美容协会中医美容分会色素美容专委会副主任委员，甘肃省中医药学会皮肤病专委会主任委员，甘肃省中西医结合学会皮肤性病专委会主任委员，甘肃省中西医结合学会医学美容专委会主任委员，甘肃省中西医结合学会疮疡（伤口）专委会主任委员。从事中医外科学医、教、研 26 年。坚持辨证论治、病证结合、内外兼治的临床诊疗特色。荣获"甘肃省普通高等学校青年教师成才奖"1 项；作为"西部之光"访问学者赴中国医学科学院北京协和医院皮肤科研修 1 年；荣获"振东医药杯"中医大学生临床能力竞赛优秀指导教师奖 1 项，荣获"中医药社杯"首届全国高等中医药院校青年教师教学基本功竞赛一等奖 1 项；荣获甘肃中医药大学"教学之星"称号 1 项。主持完成省级科研课题 8 项，获甘肃省高等学校科技进步奖 2 项，获甘肃省皇甫谧中医药科技奖二等奖 2 项，主持 1 项国家自然科学基金课题。发表学术论文 68 篇。副主编高等中医药院校西部精品教材《中西医临床外科学》1 部，主编著作 2 部。

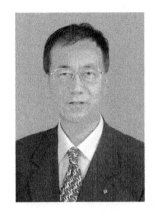

左进（1961—　），男，陕西汉中人。九三学社社员，中医外科主任医师、甘肃省名中医。从事中医肛肠临床、教学、科研 30 余年，积累了丰富的经验，师从甘肃省著名中医外科专家金品三、钱秉文，深得中医外科真谛，对治疗肛肠疑难病有其独特的治疗方法和明显疗效。主持或作为主要完成人完成了"十五"国家科技攻关计划科研课题 1 项、甘肃省厅级课题 6 项，参与完成的科研项目分获甘肃省医学科技进步奖三等奖 1 项、甘肃省皇甫谧中医药科技奖三等奖 3 项。发表论文 40 余篇，主编、副主编和参编出版专著各 1 部。

丛书主编简介

李盛华(1959—)，男，山东菏泽人。教授，主任医师，岐黄学者，卫生部有突出贡献的中青年专家，享受国务院政府特殊津贴，全国优秀中医临床人才，中华中医药科技之星，国家重点临床医学专科骨伤科负责人，国家科学技术奖评审专家，国家中医药管理局医师资格评审委员会评审专家。甘肃中医药大学中医临床学院博士后、博士研究生、硕士研究生导师；中国中医科学院临床医学(中医师承)博士专业学位导师；天津中医药大学博士研究生导师和甘肃省老中医药专家师承教育指导老师。被评为中华骨伤名医、郭春园式的好医生，"无限极"首届全国中医药十大杰出青年，甘肃省优秀专家，甘肃省领军人才第一层次人才、甘肃省名中医。是甘肃省中医院首席主任医师，甘肃省中医院"334"人才第一层次人才，第五批甘肃省老中医药专家师承教育指导老师，甘肃省中医院名医药专家，甘肃省骨伤科临床医学中心主任，陇中正骨学术流派传承工作室负责人。现任中华中医药学会骨伤科分会副主任委员，中国中西医结合学会微创骨科专业委员会主任委员、中国中西医结合学会微创骨科专业委员会骨创伤与孟氏疗法学组主任委员，甘肃省中医药学会副会长、甘肃省中西医结合学会副会长、甘肃省针灸学会副会长、甘肃省康复医学会副会长、甘肃省骨伤科临床医学中心主任。兼任《中国中医骨伤科杂志》副主编、《西部中医药》杂志编委会副主任、《骨伤论坛》杂志主编、《中医正骨》《中国骨伤》杂志编委。

　　赵继荣（1965—　），男，甘肃兰州人。二级主任医师，教授，博士研究生导师，甘肃省中医院院长。享受国务院政府特殊津贴，卫生部有突出贡献的中青年专家，第二届全国百名杰出青年中医，国家级重点专（学）科负责人，甘肃省第五、第六批师承指导老师，甘肃省优秀专家，甘肃省"555"创新人才，甘肃省领军人才，甘肃省名中医，甘肃省卫生厅系统优秀青年，甘肃省群众喜爱的中青年名中医，中华中医药学会骨伤科分会副主任委员，甘肃省中医药学会副会长，首届甘肃省老年医学会副会长，甘肃省伦理学会副会长，甘肃省老年医学会脊柱疾患专业委员会主任委员。主持完成国家、省、厅级科研课题 11 项，在研国家自然基金 1 项、省级自然基金 1 项、厅级科研课题 2 项；作为第一完成人获省、厅级科技进步奖 12 项；发明专利 3 项。主编专著 6 部，在核心期刊发表学术论文 120 篇。